식탁에서 나누는 바이오이야기

효소와 건강

식탁에서 나누는 바이오이야기

펴낸곳 서울대학교출판문화원
펴낸이 성낙인
지은이 양철학

초판 1쇄 발행 2012년 4월 10일
초판 5쇄 발행 2016년 10월 30일
출판등록 제15-3호

주소 서울 관악구 관악로 1 우편번호 08826
대표전화 02-880-5252, 팩스 02-888-4148
마케팅팀(주문상담) 02-889-4424, 02-880-7995
이메일 snubook@snu.ac.kr
홈페이지 www.snupress.com
영문홈페이지 eng.snupress.com

ISBN 978-89-521-1875-2 03510

생로병사의 기본 물질,
효소를 알면 건강이 보인다.

식탁에서 나누는 바이오이야기

효소와 건강

양철학 지음

서울대학교출판문화원

|차 례|

|책 머리에|

시대가 바뀌면서 교양의 내용도 달라지고 있습니다. 예전에는 고전 문학이나 클래식 음악을 모르면 지식층으로 행세하기 힘들던 시절이 있었는데, 요즘은 과학 기술, 예를 들어 무선 통신이나 각종 전자기기를 잘 알아야 대화가 가능해졌습니다. 또 하나, 고령화 사회에 접어들면서 "건강"에 대한 관심이 나날이 높아지고 있습니다. "건강"은 개인의 교양 차원이 아니라 국가의 미래가 달린 중요한 화제이기도 합니다.

오래, 건강하게 사는 것이 화두가 된 요즘, 잘못된 건강상식이 넘쳐나고 화려한 광고와 그럴듯한 문구로 사람들을 현혹하는 약품이나 건강보조제가 널리 쓰이는 상황을 보면서 평생 생화학을 연구해 온 저자는 근거 없는 처방에 의한 부작용에 대해 우려하고 있습니다. 사람들에게 정확한 지식을 알려야겠다는 책임의식이 책을 쓰게 된 동기가 되었습니다.

저자는 오래전부터 어떻게 바이오 지식을 연구자뿐만 아니라 보통사람에게도 널리 알릴 수 있을지 늘 고민해왔고, 그 결실이 바로 『식탁에서 나누는 바이오이야기-효소와 건강』입니다. 이 책은 "효소"에 대한 막연한 오해를 바로잡고 과학에 근거한 건강관리법을 알리기 위한 것으로, 올바른 바이오 지식을 기초로 하여 건강을 지키는 세 가지 수칙을 제시하며 "완전한 효소"의 중요성을 특별히 강조하고 있습니다.

인간의 몸은 기본적으로 똑같은 기능의 장기로 구성되어 있고, 운용되고 조절되는 체계도 동일합니다. 그러나 선천적인 기질, 그리고 후천적인 식습관과 생활 양식의 차이가 건강상태의 차이를 불러오게 됩니다. 건강관리의 원리를 알기 위해서는 신체 운용체계를 이해하는 것이 가장 중요합니다. 저자는 독자들이 자신의 몸을 이해하고 건강을 효율적으로 관리할 수 있도록 신체 내부 기관이나 세포에서 일어나는 공통적인 원리와 그에 따른 건강관리 방법을 다루었습니다. 저자는 이 책을 항상 가까이 두고 필요한 지식을 찾는 지침서로 활용하기를 바랍니다. 이 책을 모두 읽고 나면 무엇이 내 몸을 위해 더 좋은가, 가족이 건강한 삶을 누리기 위해 어떻게 해야 하는가에 대한 과학적 지식을 갖게 될 것입니다. 이런 작은 지식이 하나하나 쌓여 잘못된 상식에 휘둘리지 않고 자신의 건강을 지키는 밑거름이 된다면 이 책을 저술한 목표를 달성한 것이라고 할 것입니다.

끝으로 나를 믿고 함께해준 사랑하는 아내, 책을 쓰는 데 자극이 되어준 아이들과 손자들, 그리고 오랜 시간 함께해온 동료들에게 감사의 마음을 전하고 싶습니다. 또 집필의도를 잘 이해하고 책이 출간되도록 도와준 서울대학교출판문화원의 여러 분께도 감사드립니다.

2011. 12.

관악 캠퍼스에서

1장

식탁에서 나누는 바이오이야기

식탁은 식도락을 즐기며 가족, 친지, 동료가 대화를 나누면서 사랑과 신뢰를 쌓는 공간이다. 그래서 저자는 일생을 살아가는 데 가장 중요한 건강관리에 대한 여러 지식을 교환하는 최적의 장소가 우리 가정의 식탁이라고늘 생각해왔다.

저자는 우리 가족 모두가 식탁에서 대화의 소재로 사용할 수 있는 건강 이야기를 적어보려 한다. 먼저 생명체가 존재하는 데 가장 중요한 역할을 하는 효소가 어떻게 만들어지고 기능하는지 소개하고, 효소의 작용을 이해하는 데 필요한 단백질과 비타민 등을 우리가 섭취해야 하는 영양소와 연관지어 알아보려 한다. 뿐만 아니라 효소가 관여하는 에너지 생성과 체중, 혈관질환, 두뇌의 기능, 더 나아가 질병의 큰 원인으로 작용하는 스트레스의 관리와 환경오염에 이르기까지, 건강하고 오래 살기 위해 우리가 꼭 알아야 하는 다양한 내용을 담았다. 매일 즐거운 식사자리를 통해 건강을 관리하고, 전혀 근거 없는 지식으로 특정한 음식물이나 약제가 병을 치유하거나 건강에 효과가 있다고 주장하는 잘못을 바로잡는 데 저자가 전하는 바이오 지식이 큰 보탬이 되었으면 좋겠다.

식습관과 건강관리

나이가 들수록 더욱 절실하게 느끼는 것이지만, 건강은 인생에서 가장 큰 재산이다. 저자는 대학 신입생들에게 "인생에서 가장 중요한 것이 무엇일까"하고 가끔 물어본 적이 있다. 대부분이 사랑이나 재산이라고 대답하고 건강에 대해서는 그다지 생각하는 것 같지 않아 안타까운 마음이 들었다. 젊은 학생들의 입장에서는 아직 건강을 걱정할 때가 아니라고 생각해 그러한 답변이 나온 것 같다. 저자는 건강은 나중에 갑자기 준비하는 것보다 젊어서부터 관심을 가지고 지속적인 노력으로 습관화해 관리하는 것이 더욱 효과적이라고 조언하곤 했다.

몸이 불편해 병원에 가면, 의사는 우선 어디가 불편해 왔느냐고 환자에게 묻는다. 환자의 얼굴만 보고서는 문제점을 바로 파악하기 힘들기 때문이다. 다행히 사람은 대화가 가능해 의사에게 자세한 증상을 전해 줄 수 있다. 본인이 누구보다 더 자신의 건강 상태를 잘 알 수 있고, 또 알아야 한다는 것을 건강관리의 측면에서 유념해야 한다. 다시 말해, 증상이 나타났을 때 급하게 대처해야 하는 것도 본인이고, 또 무엇을 주의할지도 스스로 대강은 알고 있어야 한다는 의미이다. 과학적인 건강관리를 위해 우리는 신체 내부에서 어떤 일이 벌어지고 있는지 어느 정도는 알아 두어야 할 필요가 있다.

생화학자로서 저자는 건강은 과학적이고 분명한 바이오 지식을 근거로 관리해야 한다고 생각한다. 우리 주위에서 의학적 근거가 없는 약제를 신문, 방송의 광고를 통해 특효약이라고 선전해 사람들을 현혹하는 경우를 종종 볼 수 있다. 건강에 문제가 생겼을 경우에는 전문적인 의학 지식을 가진 의사와 상담하는 것이 가장 합리적이다. 그러나 병원을 찾는다고 해도 의사와 상담할 시간이 부족할 뿐 아니라 의사의 설명에도 한계가 있기 마련이라 환자들은 늘 아쉬움을 느낀다. 최근 건강에 관련된 수많은 지식이 각종 매체를 통해 소개되고 있지만, 우리 몸과 건강에 대한 정확한 원리를 속 시원하게 설명해주지 못하고 있다. 우리 생체에서 벌어지는 여러 현상의 정확한 이유를 설명하려면 복잡하고 어려운 내용과 수많은 전문용어가 등장하기 때문이다. 일반인은 전문가에게 자세한 설명을 들을 기회가 제한되어 있고, 또 전문가라고 해도 쉽게 설명할 수 있는 적절한 방법이 마땅치 않은 것이 사실이다. 그래서 저자는 우리 생체 내부에서 일어나는 일을 누구나 대화의 소재로 사용할 수 있도록 쉽게 설명하려고 시도하게 되었다.

건강관리를 위해 음식물을 과학적으로 잘 선택해 섭취하는 것도 중요하지만, 항상 자신의 건강을 유지하기 위한 부지런하고 적극적인 자세를 갖는 것이 더욱 중요하다. 많은 사람들이 서로 다른 건강 상태를 보이는 가장 큰 이유 중 하나는 사람마다 성격이나 태도가 제각각이기 때문이다. 부지런하고 결단력 있는 사람은 오랜 기간 축적된 건강에 관한 바이오 지식을 능동적으로 습득해 합리적으로 자신의 건강을 관리할 수 있다. 한 예로 근래에 많은 사람이 식단을 조절하고 규칙적인 운동을 즐기는 덕분에 병원을 찾는 환자가 현저하게 줄고 있다. 이는 부지런하게 생활하고, 철저하게 운동하고, 또 식습관을 과학적으로 관리하기 때문에 나타난 현상이다.

질병의 대부분은 건전한 식습관을 유지하지 못해 오랜 기간 축적된 영양소의 불균형 때문이다. 영양소의 불균형은 우리 신체의 유지에 꼭 필요한 여러 생체물질의 공급에 문제를 일으킨다. 결국 생체물질, 특히 효소의 생산장애, 특정 대사물질의 과잉 혹은 결핍이 지속되어 질병으로 발전하는 것이다.

현대 의학이 대단히 발전한 것은 사실이지만, 아직도 그 원인을 정확히 모르는 질병들이 허다하며, 더군다나 그 치유 방법은 한동안 시간이 지나야 알게 될 것이다. 다시 말해 질병이 나타난 후 의학적인 도움도 중요하지만, 균형 잡힌 식습관과 지속적이고 적절한 운동으로 미리미리 건강을 관리하는 것이 가장 근본적인 방법일 것이다.

여러 번 강조하지만 식습관은 대단히 중요하다. 음식물은 천천히 씹어서 먹고, 소식하는 것이 바람직하다. 조금씩 자주 먹는 사람이, 한번에 배불리 먹는 사람에 비해서 소화도 더 잘되고 근육에 무리를 주지 않아 25%나 더 많은 일을 할 수 있는 것으로 밝혀졌다. 평소에 너무 적게 음식을 먹거나 너무 많이 먹는 것도 좋지 않지만, 편식하는 것은 더욱 좋지 않은 식습관이다. 염분이 많거나 너무 매운 음식은 피하는 것이 좋다. 식사 후 30분에서 1시간 정도 걷기 같은 가벼운 운동은 소화를 도우므로 꼭 권하고 싶다. 걸을 때에도 팔을 크게 앞뒤로 흔들면, 내장 운동이 활발해지고 소화가 촉진된다.

미국 암 학회에서 만드는 학술지 뒤표지에 암의 예방법이 나와 있는데, 그중 뜨거운 음식은 식도암의 원인이 된다고 적혀 있다. 뜨거운 음식은 구강 내 세포의 유전자나 중요한 단백질의 기능을 상실하게 해 구강암을 일으키는 것이다. 우리는 국이나 찌개 등 끓여 먹는 음식을 즐기는데, 너무 뜨거운 음식은 가능한 피하고 적당히 식혀 먹는 것이 바람직하다. 음식을 먹는 습관은 유전적인 영향도 있지만, 아기가 젖을 떼고 식사를 시작하는 이유식 과정에서 거의 결정된다고 한다. 평소 가정에서의 식습관이 중요한 이유가 여기에 있다.

음식물은 어떻게 소화될까?

먹는다는 것은 생명을 유지하기 위함인 동시에 하나의 문화이다. 식욕 때문에 먹든, 문화생활로 즐기면서 먹든 간에, 모든 음식물은 일단 입을 통과하면서 소화에 필요한 절차를 따르게 된다. 효소의 작용을 통해 음식물은 분해되어 장 내부로 흡수되고 나머지 대부분은 밖으로 배설된다.

사람들이 음식물을 천천히 잘 씹어 먹도록 권하는 것은 과학적인 근거가 있다. 입에서 음식물을 씹을 때 타액에 들어 있는 여러 효소가 작용해 소화가 쉽도록 도와준다. 입 안에서 아밀라아제, 리파아제 등의 효소가 탄수화물과 지방질을 분해하도록 도와준다. 음식물의 일부는 위 속의 강한 산성에서 분해되기 쉽도록 바뀐다. 장수한 사람들의 식습관을 관찰해보면 음식물을 오랫동안 잘 씹어 먹는 것이 공통된 습관이다. 소화에 문제가 있는 사람은 오래 씹어 먹는 습관을 들일 필요가 있다.

또 식후 바로 많은 물을 마시는 것은 효소 기능의 활성에 좋지 않다. 왜냐하면 소화액이 희석되어 효소의 소화 기능이 떨어지기 때문이다. 그러나 단백질을 많이 섭취했을 때에는 분해 과정에 물이 필요한 여러 효소 촉매반응 과정이 따르기 때문에, 많은 양의 물을 공급해주어야 한다.

우리가 섭취한 음식물이 위 속을 통과하면, 소화기관에서 분비되는 단백질 분해효소, 탄수화물 분해효소, 그리고 지방 분해효소 등의 여러 효소가 아주 작은 단위의 크기로 분해시켜 장 내부로 흡수될 수 있도록 만든다. 또한 소화된 음식물이 장으로 이동하는 과정에서 지방질은 분해효소의 작용을 통해 지방산의 형태로 바뀌어 체내에 흡수된다(그림 1-1). 다시 말해 우리는 소화기관에서 영양분을 구성하는 최소 단위로 음식물을 분해시켜 장에서 흡수하게 된다(표 1-1).

주로 쌀, 보리, 밀, 감자, 옥수수에 포함된 탄수화물은 생체에너지 ATP를 만드는 데 필수적이다. 장내로 흡수된 단당류인 글루코오스가 간이나 근육에서 분해되는 복잡한 대사 과정에서 생체에너지 ATP가 발생한다(그림 6-5). 그리고 탄수화물이 분해되어 최종으로 얻어진 일부 간단한 화합물은 아미노산이나 지방질, 그리고 중요한 호르몬의 원료로 이용된다. 여분의

표 1-1. 영양소의 흡수

흡수하는 영양소	관여하는 효소	흡수되는 단위	기능
탄수화물	아밀라아제	글루코오스, 이탄당	에너지 생산, 아미노산, 지방질, 글루코오스, 호르몬의 합성 원료
단백질	펩신, 펩티다아제, 트립신	20개의 각 아미노산 또는 2-3개 아미노산의 펩티드	단백질, 효소, 골격, 호르몬, 탄수화물의 제조 원료
지방질	리파아제, 인산리파아제	지방산	에너지 생산, 호르몬, 탄수화물의 제조 원료
핵산	뉴클리아제	4개의 염기	유전자 DNA, RNA의 제조

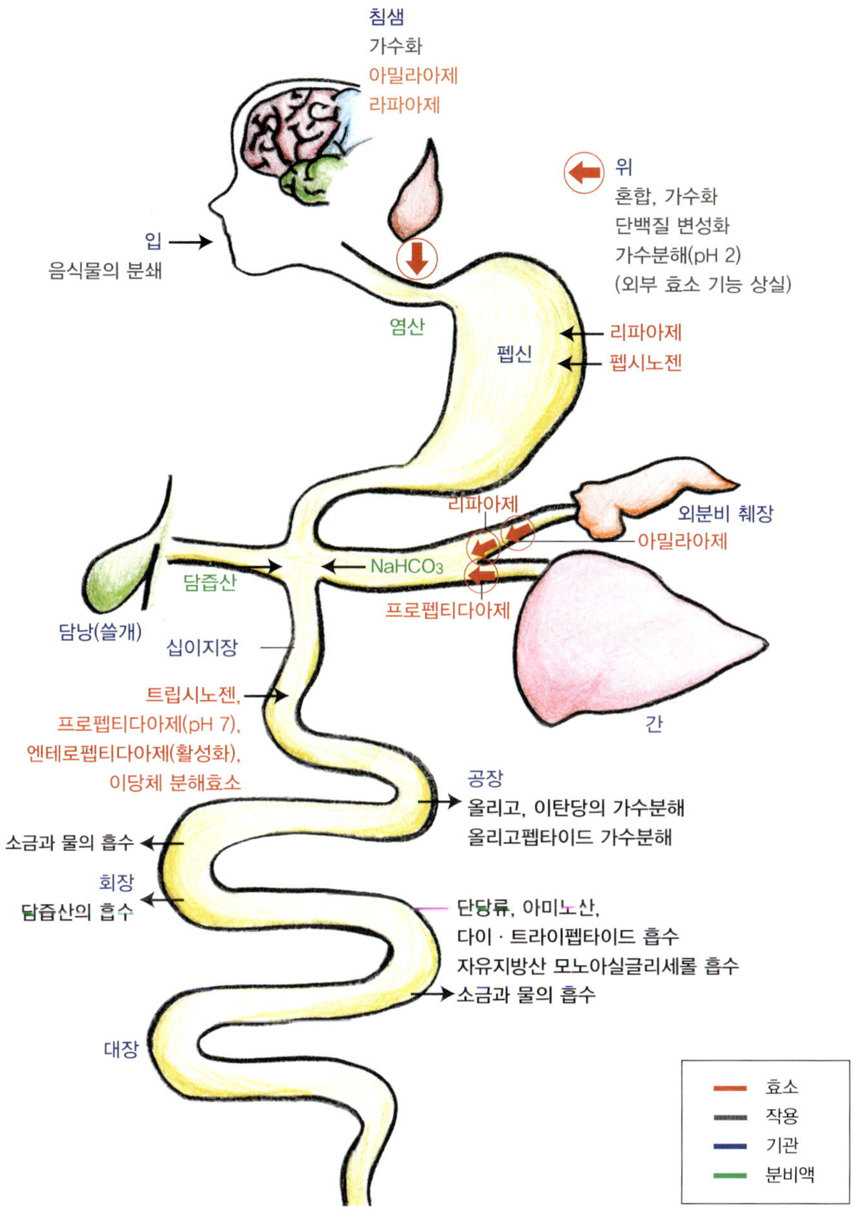

그림 1-1. 음식물이 소화되는 과정과 효소의 역할

글루코오스는 간에서 저장 형태의 글리코겐으로 합성되어 간이나 근육에 저장한다. 과잉 섭취한 탄수화물의 분해물은 지방산의 원료로 쓰이기 때문에 결국 체중 증가에 영향을 준다.

간이나 지방세포에 저장된 중성지방은 분해되어 지방산이 되고, 지방산의 산화 과정을 통해 생체에너지 ATP를 생산한다. 지방산이 분해되면 탄수화물보다 수십 배나 더 많은 ATP를 만들게 된다. 예를 들어 곰은 겨울잠을 자는 동안 축적된 지방질을 분해해 만든 ATP를 사용해 체온과 심장운동을 유지한다. 또 지방산의 유도체는 신체 내부에서 세포 사이의 신호전달체로 작용하는 호르몬이나 세포막의 구성 성분으로 생명 유지에 필수적이다.

우리가 섭취하는 단백질인, 육류, 두부 등은 장에서 아미노산이나 두 개나 세 개의 아미노산으로 만들어진 펩티드(다이펩티드 또는 트라이 펩티드)로 분해되어 체내에 흡수된다. 흡수된 아미노산은 세포에서 여러 가지 중요한 기능을 하는 단백질의 합성에 사용된다. 우리가 음식물로 섭취한 식품에 들어있는 효소는 그 크기가 대단히 커서 장에서 세포 속으로 흡수되지 못하고, 반드시 단위 아미노산이나 작은 펩티드로 분해되어 흡수된다. 만약 음식물을 먹었을 때, 효소가 우리 몸속으로 들어갈 수 있다면 큰 문제가 발생한다. 외부에서 들어온 효소는 사람이 만들지 못하는 새로운 물질을 만들거나 또는 우리 세포 내의 중요한 대사물질을 분해시켜 체내에 큰 혼란을 가져올 것이다.

단백질을 섭취해 얻은 아미노산은 세포 속에서 에너지로 전환되지 않고, 주로 골격인 뼈를 구성하는 단백질, 기능성 효소, 손톱, 머리카락, 피부 등의 원료로 사용된다. 그래서 성장기 어린이는 충분한 단백질을 섭취해 필수 아미노산을 공급해야 성장에 필요한 여러 단백질을 잘 만들어낼 수 있다. 현명한 주부라면 식단에 단백질 식품을 꼭 포함시켜 가족들이 충분한 필수 아미노산을 얻을 수 있도록 해야 할 것이다.

어떤 음식을 먹어야 할까?

사람이 생존하려면 심장의 운동과 체온의 유지에 필요한 생체에너지를 공급하기 위해 매일 적정량의 탄수화물, 예를 들어 쌀밥, 감자, 옥수수 등을 반드시 섭취해야 한다. 또 주로 육류, 생선, 콩 등에 들어 있는 단백질은 체내에서 분해해 아미노산의 형태로 세포에 흡수되고, 세포의 유지에 필요한 효소, 호르몬이나 신체 기관의 구성 성분을 만드는 데 쓰인다. 그러므로 식단에 항상 탄수화물은 물론 단백질, 비타민 그리고 미네랄 등이 골고루 포함되도록 해야 한다. 고기의 지방 또는 식물성 지방질은 호르몬의 합성 원료가 되거나 장기 저장용 에너지원으로 비축되므로 매일 소량을 섭취해야 한다.

유선자의 기본 불질인 핵산은 체내의 여러 화합물을 원료로 만들어진다. 또 음식물로 섭취된 핵산은 장에서 기본 골격의 성분인 염기의 성분으로 분해되어 장내로 유입된 다음, 곧바로 유전자의 합성에 쓰이기도 한다. 몇몇 의사들은 성장하는 어린이나 노인들에게 핵산이 풍부한 정어리, 달걀 같은 식품을 섭취할 것을 권하고 있는데, 핵산이 세포에서 필요한 유전자를 쉽게 만들어 세포의 분화를 활발하게 한다고 생각하기 때문이다.

오랜 기간 편식을 하는 사람들은, 신체를 구성하는 데 꼭 필요한 필수 아미노산, 비타민, 미네랄 같은 주요 성분의 결핍으로 대사 관련 질병에 걸리거나 허약한 체질이 된다. 우리가 건강하게 살기 위한 가장 과학적인 방법은 사람이 스스로 만들지 못하는 필수 아미노산 9종과 아르지닌(우리가 만들지만 다른 용도로 많이 사용되므로 여기에 포함했다. 표 3-1) 등 여러 가지 비타민과 몇몇 필수 금속을 매일 적당량 공급하는 것이다. 이로써 효소의 생성에 필요한 원료를 충분히 공급하고, 또 효소의 기능에 필수적인 비타민이나 금속을 보충한다(표 5-1). 성장하는 어린이나 노인들의 신체에서는 항상 신선하고 완전한 효소를 만들어 체내 여러 대사반응이 활발하도록 필요한 원료(영양소)를 제때 공급해주어야 한다.

영양학적인 측면에서 볼 때, 우유는 가장 완벽한 식품으로 필수 아미노산과 비타민의 훌륭한 공급체이다. 비타민은 신선한 과일과 채소에 많이 들어 있으며 특히 견과류에 많이 포함되어 있다. 저자는 오십대 후반부터 심장질환을 예방하기 위해, 우리 전통 밥상에 나오는 된장국, 콩나물국, 미역국 등과 김치, 생선(멸치 등), 두부 등을 주로 먹기 시작했다. 요즘은 부족한 필수 아미노산이나 비타민을 매일 공급하기 위해 우유에 견과류(해바라기씨, 호박씨, 땅콩, 잣, 호두 등)를 섞어 하루에 한두 번 조금씩 먹고 있다. 극히 일부 사람들이겠지만, 우유의 섭취를 우려하는 환경론자들이 있다. 우유의 주성분인 단백질은 체내에서 아미노산으로 분해되어 흡수되므로 걱정할 필요가 없다. 혹시 항생제 등이 체내에 유입되어 피해를 준다고 하더라도, 우유를 먹어서 얻은 건강이 이를 상쇄할 정도이므로 크게 걱정할 필요는 없다.

통계에 의하면 우리나라에서도 직장암이 급격히 증가하고 있긴 하지만, 서양 사람들에게 직장암 발병률이 훨씬 높다. 이는 섬유소의 섭취와 밀접한 관계가 있는데, 아프리카에서 근무한 적이 있는 미국의 한 의사는 불용성 섬유소가 많이 포함된 얌을 주식으로 섭취하는 아프리카 사람들에게 직장암 환자가 거의 없는 것을 관찰했다. 저자는 미국에서 의사들이 장암을 예방하기 위해 섬유소가 풍부한 채소를 많이 섭취하도록 권고하는 것을 본 적이 있다. 그래서 미국인들은 아침에 먹는 시리얼에 섬유소를 일부러 포함시키고 과자류에도 사용하고 있다. 우리의 소화기관에는 불용성 셀룰로오스인 섬유소를 글루코오스로 분해하는 셀룰라아제라는 효소가 없기 때문에 섬유소를 흡수하지 못한다. 셀룰로오스는 장에서 독성을 갖는 배설물과 함께 배출되기 때문에 암을 유발하는 독성 성분이 장에 오래 머물지 못하게 해준다.

우리 몸속의 대사 과정에서 만들어지는 많은 물질은 밖으로 배설할 때, 간에서 여러 물질을 부착해 독성을 제거하는 해독 작용을 거친다. 그러나 해독 작용으로 독성이 상실된 물질이라도 장에 오래 머무르게 되면 어떤 효소의 작용으로 해독 기능이 파괴될 수 있다. 이렇게 활성화된 독성 물질은 직장암을 일으키는 원인이 되기도 한다. 그래서 불용성 섬유소를 적게 먹는 서양인이나 패스트푸드를 자주 먹는 젊은이들 사이에서 장암의 발병률이 크게 증가하고 있다.

한편 기초 암의 연구를 오랫동안 수행한 저자는 변비가 장암의 주된 원인의 하나라고 생각한다. 저자의 경험상 변비를 없애려면 여름철에는 참외를 자주 먹고, 겨울철에는 많은 불용성 셀룰로오스를 포함하고 있는 고구마, 생 밤 종류를 먹는 것이 좋다. 변비가 심한 경우에는 가끔 식이섬유가 포함된 요구르트에 차전자 껍질 가루(fiber)를 섞어 먹으면 크게 효과가 있음을 발견했다. 서양에서는 프룬(자두의 일종)이나 그 주스가 효험이 있어 많이 섭취한다. 충분한 섬유소 섭취도 중요하지만, 식후에 팔을 많이 흔들면서 걸으면 장의 운동을 강화시켜 변비 치료에 더욱 효과적이다.

저자는 암세포의 성장을 억제하는 물질을 탐색하는 연구 과정에서 많은 약용식물의 추출물을 조사한 적이 있다. 자연에 존재하는 수많은 종류의 식물은 다양한 물질을 포함하고 있다. 이러한 성분이 우리 몸에 치료제가 되기도 하나, 개중에는 암세포를 더욱 활성화하거나 세포 내에서 중요한 효소 기능을 방해해 우리의 건강에 오히려 큰 피해를 주기도 한다. 그래서 오랜 기간의 연구를 통해 독성이 없는 것으로 검증된 식재료만을 먹는 것이 현명하다.

옛날 사람들은 몸에 좋은 약은 입에 쓰다고 했는데, 식물의 쓴맛을 내는 성분은 일부 약효를 내는 것도 있으나 대개는 식물이 초식동물로부터 스스로를 보호하기 위해 만들어내는 독성물질이며, 우리 몸에 들어오면 간에서 그 독성을 제거하는 데 큰 어려움을 겪게 된다. 활성화된 독성물질은 세포에서 우리가 알지 못하는 중요한 효소의 기능을 방해하게 되며, 간은 항상 힘들고 어려운 독성 제거 작업을 수행해야 한다. 그래서 자주 피로하고 몸이 허약한 사람은 독성을 가진 식물이 포함된 식품을 가능한 피하는 것이 좋다.

저자는 쌈밥을 파는 식당에서 전혀 먹어보지 못했던 채소를 몸에 좋다고 권하는 것을 가끔 보았다. 이는 우리가 위험한 물질을 먹어 보는 실험 대상이 되는 셈이다. 독성이 적은 식물은 우리가 예전부터 많이 섭취해온 상추, 배추, 당근, 시금치나 미나리 등으로, 우리 몸에 큰 해를 끼치는 성분이 없다고 이미 알려진 것들이다. 식품 중에서 확실한 검증이 없이 몸에 이롭다고 하는 것은 피하는 것이 현명하다. 반드시 과학적으로 검증되고 일반화된 음식물만 섭취하자.

최근 미국 방송에서, 인기 있는 어떤 건강 강사가 "심장질환의 가족력이 있는 사람은 동물성 지방을 절대로 피하는 것이 가장 좋은 예방법"이라고 강조했다. 심장병과 관련해 동물성 지방의 섭취는 가능한 최소로 줄이는 것이 바람직하다. 요즘 서양 사람들은 요리할 때, 올리브유, 포도씨 기름 등을 많이 사용하는데, 오래전부터 참기름이나 들기름 같이 식물성 기름을 주로 사용한 우리 조상의 지혜를 엿볼 수 있다.

한편 각종 건강에 관련된 강연을 들어보면, 특정 음식에 몸에 좋은 성분이 많다고 권장하는 경우가 흔히 있다. 그러나 아무리 좋은 음식이라도 지속적으로 한 가지 성분을 많이 섭취하게 되면 영양의 불균형을 초래하게 되므로 주의해야 한다. 음식을 골고루 섭취하는 것은 자율신경계와 호르몬의 적절한 상호작용을 도와 질병에 걸리지 않게 하고, 또 스스로 치유하는 능력을 갖게 하므로 좋은 식습관이다. 최근 감기바이러스 때문에 온 세계가 떠들썩했는데, 이를 예방하기 위해 면역력을 높여주는 음식물을 섭취하도록 권장하고 싶다. 면역학자들은 면역력을 증강하는 식품으로 여러 종류의 버섯을 먹도록 추천하고 있다. 또 면역력을 높이는 식품으로 비타민 C를 다량 함유한 키위나 파프리카를 권한다. 키위에는 몸에 좋은 성분이 많은데, 비타민 C는 바이러스에 대항하는 성분인 림포카인의 생성을 촉진하며, 비타민 E나 폴리페놀 등은 항산화 기능이 있어 노화억제와 피로회복에 효과가 있다.

우리 전통 음식은 과학적인가?

저자가 오래전에 「뉴스위크」지에서 읽은 내용인데, 샌프란시스코 의과대학병원의 심장외과 교수가 60여 명의 환자를 상대로 수술을 하는 대신 식사를 조절하는 실험을 한 적이 있다. 이들 심장병 환자에게 6개월간 특별한 식단의 음식을 섭취하도록 한 결과, 환자 중 70%는 수술할 필요가 없게 되었다. 그 당시 의사가 제공한 식단은 옛날 중국식 또는 일본식(old oriental) 음식이었다고 한다.

아마 그 외과의사가 한국 음식에 대해 전혀 몰라서 중국과 일본식 식단만을 사용했던 것 같은데, 저자가 어렸을 적에 주로 먹었던 시골 밥상에는 김치 등의 채소와 두부나 멸치 등이 있고, 육류(red meat)는 거의 없었다. 물론 그 당시 경제적 여유가 없어서 그렇기도 했지만 어쨌든 우리 선조들은 주어진 환경에서 가능한 한 과학적이고 훌륭한 식단을 가지고 있었다. 요즘 젊은 층에서 영양학적으로 좋지 않은 패스트푸드를 선호하고 있으니, 오래 지속되면 건강에 크게 해가 될 것이 분명하다. 현재 우리는 너무 많은 동물성 지방을 섭취하고 있는데, 이는 심장질환 등 모든 성인병의 원인이 되므로 절제할 필요가 있다.

저자는 지방질이 적고 섬유소가 풍부한 우리의 전통 식단이 심장병이나 장암의 예방에도 효과가 있을 것으로 보아 건강관리에 가장 합리적인 구성이라고 생각한다. 다만 우리의 식단은 필수 아미노산이나 비타민 공급 측면에서 합리적으로 개선해야 할 부분도 없지 않다. 예를 들어 우리가 즐겨먹는 두부는 좋은 아미노산의 공급원이지만, 특정 필수 아미노산이 부족하기 때문에 생선이나 육류를 함께 섭취하는 것이 좋다.

우리 밥상을 자세히 살펴보면 상당히 과학적인 면을 볼 수 있다. 우리는 적당히 따뜻한 음식을 섭취해 면역력도 향상시키고 체온을 유지해 소화효소가 작용하기 쉽도록 하고 있다. 또 멸치 등을 뼈째 먹는 방식은 가공된 식품에서 얻을 수 없는 여러 영양소를 섭취할 수 있어 대단히 좋은 식습관이다. 우리는 식이섬유가 많이 포함된 식품을 자주 먹기 때문에 대장암에 걸릴 확률이 서양인에 비해 상대적으로 낮다. 특히 우리가 많이 먹는 해조류는 식이섬유와 요오드 같은 각종 미네랄이 풍부해 훌륭한 건강식품이라고 평가할 수 있다.

중국인이나 일본인들에 비해 한국인은 차를 마시는 습관이 적은 편인데, 녹차를 많이 마실 필요가 있다. 얼마 전 세계적인 학술지에 실린 「왜 녹차가 암을 예방할 수 있는가」라는 글에 따르면 녹차의 주성분인 "카테친"은 암세포 성장에 필요한 단백질 가수분해효소의 기능을 억제해 암세포의 형성을 방해하고, 암의 전이(암세포가 다른 정상세포에 침투하는 과정)를 막는다고 한다.

냉장고가 없던 시절, 우리 조상들은 음식물을 오래 보존하기 위해 맵고 짜게 조리하는 방식을 즐겨 사용했고, 이러한 조리 방법을 오랜 전통으로 지금까지 사용하고 있다. 그러나 최근 이러한 전통 음식 조리 방법이 건강에 피해를 준다는 주장이 있다. 그 원인이 분명히 밝혀지지는 않았으나, 자극성 있는 음식을 많이 먹는 지역에서 위암의 빈도가 높게 나타난다는 연구 결과가 있었다.

우리는 가정의 식단에서 기준에 따른 영양소의 하루 섭취량을 따로 고려하지 않는 경우가 많은데 비타민 및 필수 아미노산의 섭취에 신경을 써야 한다. 서양 사람들이 식사로 우유, 요리한 달걀, 곡물류를 먹는 것처럼 조리하기 간편하고 영양을 골고루 갖춘, 한국식 아침 식사를 위한 표준 식단을 영양학자들이 만들었으면 하는 바람이다.

우리는 음식의 양념으로 마늘을 많이 사용하는데, 이는 건강에 상당히 유익하다. 마늘은 익숙하지 않은 사람에게 냄새가 불쾌하게 느껴질 수 있다는 점을 제외하면, 많은 미네랄을 포함하고 있어 건강에 이로운 식재료라는 연구 결과들이 많이 발표되었으며, 심장병에도 효과가 있는 것으로 밝혀졌다. 저자 역시 마늘에 있는 알리신이라는 성분이 강력한 항박테리아 물질로 기능함을 확인했고 마늘과 영지의 성분이 장암의 발생을 억제할 수 있다는 연구 결과를 발표했다. 한국 사람들이 마늘을 싫어하는 일본인들보다 여러 가지 박테리아, 특히 이질균에 강한 저항성을 갖는 것은 마늘을 비교적 많이 먹기 때문이다. 일본인들은 여러 가지 장내의 독성 균 때문에 배탈로 고생을 하는 일이 많은 반면, 한국인은 그렇지 않다. 그래서 저자는 김치 등 마늘이 들어 있는 음식을 즐겨 먹도록 권하고 싶다. 그런데 어떤 이는 마늘이나 상황버섯을 함께 지속적으로 상용한 경우 시력이 현저하게 저해될 수 있다는 사실을 알려주었다. 마늘처럼 자극성이 심한 식품은 너무 많이 섭취할 경우 오히려 해가 될 수 있다는 사실도 염두에 둘 필요가 있다.

우리나라에서는 날달걀이 몸에 좋다고 먹는 경우가 흔히 있는데, 이는 과학적인 근거가 없다. 익히지 않은 달걀의 흰자에는 "에비딘"이라는 단백질이 들어 있는데, 이 에비딘은 중요한 비타민인 비오틴을 강력하게 흡착하는 성질이 있어서 장내의 박테리아가 만들어 공급하는 비오틴을 모두 흡수·배설하게 해 비오틴 결핍증을 유발한다. 그런 까닭에 서양에서는 달걀은 반숙을 하거나 삶아서 먹는다. 이렇게 간단한 요리 하나에도 과학적 원리가 숨어 있다.

효소와 김치이야기

지금까지 알려진 기록에서 김치의 유래를 살펴보면, 3,000여 년 전 중국에서 "저(菹)"라고 하여 채소를 조리해 먹기 시작한 것이 최초라고 알려졌다. 우리나라에서는, 아마 삼국 시대에 중국에서 전해진 이후 김치를 처음 먹게 된 것으로 추측된다. 김치는 고려 시대를 거치는 동안 우리나라에서 생산된 재료를 사용하고, 우리 입맛에 맞도록 다양한 종류의 제조 방법이 생겨나 정착된 것으로 보인다.

지금 우리가 만들어 먹는 배추, 고춧가루와 젓갈을 사용한 김치는 조선 시대 중엽 이후, 결구배추와 고추가 우리나라에서 재배되면서 만들기 시작했다고 한다. 그 후 김치는 지역에 따라 여러 부속 재료인 과일, 젓갈, 그리고 기호에 따라 다양한 재료가 첨가되면서, 현재 우리가 먹고 있는 여러 종류의 김치의 모습을 갖추게 되었다.

장기간 보존하는 방법, 지역 특색에 따라 다양하고 독특한 김치가 나타났고, 이제는 우리 밥상에서 없어서는 안 될 존재로 자리잡았다. 김치의 상큼하고 개운한 맛은 밥맛을 한껏 높여주고, 기름기 있는 음식을 먹을 때는 일종의 계면 활성 작용으로 개운함과 감칠맛을 느끼게 한다. 김치는 세계 어느 나라에서도 찾아보기 힘든 독특하고 우수한 발효식품이다. 생화학적 측면에서 볼 때, 김치는 발효 과정에서 공기 중의 여러 박테리아가 가진 여러 효소를 잘 활용해 사람의 입맛에 맞도록 개선한 식품이다. 발효 시 발생하는 탄산가스의 톡 쏘는 감칠맛은 김치를 계속 먹어도 질리지 않는 기호식품으로 자리 잡게 했다.

이제까지의 연구에 따르면, 김치의 발효에 관여하는 여러 박테리아에 다양한 효소가 존재하는데, 이들은 배추나 무의 여러 성분을 분해해 신맛이 나는 유기산이나 풍미를 더해주는 에스테르 등을 만든다. 젖산구균은 젖산을 더 발효시켜 유기산을 만들며, 젖산 간균이나 젖산 장간균 등도 여러 종류의 유기산과 에스테르를 만든다. 한편 첨가된 여러 젓갈도 박테리아의 효소에 의한 단백질 분해 과정에서 맛을 내는 아미노산, 즉 글루타민이나 라이신 등을 만든다. 배추나 무의 탄수화물이 분해되는 과정에서 발생하는 탄산가스 등은 톡 쏘는 상큼한 맛의 원인이다. 실제로 김치가 만들어지는 과정에 상당히 많은 효소가 관여하며, 이러한 효소의 기능을 조정해 우리 구미에 맞는 새로운 김치를 탄생시킬 수 있을 것이다.

우리가 매일 먹는 김치 속에는 마늘이나 생강이 많이 들어 있어 일부 바이러스나 박테리아 같은 세균을 죽이는 효과가 높은 것으로 밝혀졌다. 생강에는 염증을 일으키는 효소(COX-2)의 억제물질이 포함되어 있고, 김치를 만들 때 사용하는 굴이나 젓갈에는 미네랄이 풍부해 면역력 향상이나 영양소 공급에 도움을 준다. 김치는 항바이러스나 면역 효과를 높여주므로 성장하는 어린이나 노인이 반드시 섭취하도록 권하고 싶다. 어떤 학자는 발효시킨 김치에 병을 유발하는 바이러스의 번식을 억제하는 성분이 많이 들어 있다는 연구 결과를 발표했다. 또한 우리 식단에 포함된 된장, 젓갈, 장아찌 역시 면역력 향상에 도움이 된다고 덧붙였다.

최근 김치가 한국인 위암 발생의 원인이라는 보고가 혼선을 주고 있다. 그러나 김치를 먹지 않는 일본이나 다른 아시아 국가들 역시 위암 빈도가 높은 것을 보면 김치가 위암을 유발한다는 설은 그다지 신빙성이 없어 보인다.

우수한 발효식품인 김치를 세계화하는 데 가장 큰 문제점 중 하나는, 김치 냄새가 일반적으로 외국인에게 거부감을 준다는 것이다. 저자는 이 김치 냄새를 제거하는 실험을 해본 적이 있다. 실험은 냄새 원인 물질의 성분을 먼저 확인하고, 그러한 성분을 만드는 반응에 관련된 효소의 기능을 방해하는 순서로 진행되었다. 매우 적은 양의 어떤 성분이 김치 냄새의 원인인 것으로 보이는데, 아쉽게도 현재의 기기로는 그 성분을 확인하는 것이 불가능했다. 결국 중단하게 되었지만, 언젠가 사람의 코만큼 민감한 질량분석기가 출현하게 된다면 이러한 연구를 다시 시도해볼 만하다. 많은 식품 연구자의 노력으로 김치가 세계인의 미각을 사로잡는 날이 하루 속히 오기를 바란다.

2장

무엇이 우리를 살아 움직이게 하는가?

건강하게 오래 살고 싶지 않은 사람은 아마 없을 것이다. 대부분의 사람은 매체에서 쏟아져 나오는 각종 건강 정보에 귀 기울이고, 이것저것 운동도 해보며, 몸에 좋다는 음식과 약품을 찾아다닌다. 병들고 약한 몸이 두려워서다. 그러나 이런 노력은 진짜 건강관리라고 하기엔 부족하다. 우리가 어떻게 살아 움직이는지 생로병사의 원인을 근본적으로 이해하고, 그 원리에 맞게 평생 내 몸을 관리하는 것이야말로 진정한 건강관리라 할 수 있다. 그렇다면 우리는 과연 어떤 방식으로 생명을 유지하고 있을까? 생명체는 매우 정밀한 화학공장과 같아서 수많은 물질을 만들고 분해하는 생체화학반응(생체대사)을 통해 살아간다. 따라서 생체대사는 건강과 매우 밀접하게 관련되어 있다. 이 장에서는 생체대사의 원동력이 무엇인가를 알아보며 건강관리의 기초 지식을 소개하고자 한다.

생명의 근원 효소?

물질에 관해 연구하는 과학자들은 지구상에 있는 모든 물질이 단지 118개의 원소로 구성됨을 밝혀냈다. 그중 생명체를 구성하는 원소는 주로 탄소(C), 수소(H), 산소(O), 질소(N)와 몇몇 비금속 · 금속 등 모두 22개의 원소이다(그림 2-1). 우리가 물질과학에서 가장 궁금해 하는 것은 “물질이 어떻게 만들어지는가?”이다. 물질은 둘 이상의 같거나 다른 분자가 합해져 새로운 물질을 만들거나, 큰 물질이 분해되어 새로운 물질을 만드는 과정, 즉 화학반응을 통해 얻어진다.

생명체도 마찬가지로 생명체가 스스로 생명을 유지하고 다음 세대의 생명체를 만드는 데 필요한 모든 물질은 일부 세포 안에서 비교적 온화한 온도(38℃)와 정상기압(1기압) 그리고 중성 pH의 조건에서 생체화학반응을 통해 만들어진다. 그러나 보통의 화학반응일 경우 이렇게 온화한 조건에서는 반응이 대단히 느리거나 거의 일어나지 않으므로 반응을 빨리 일어나

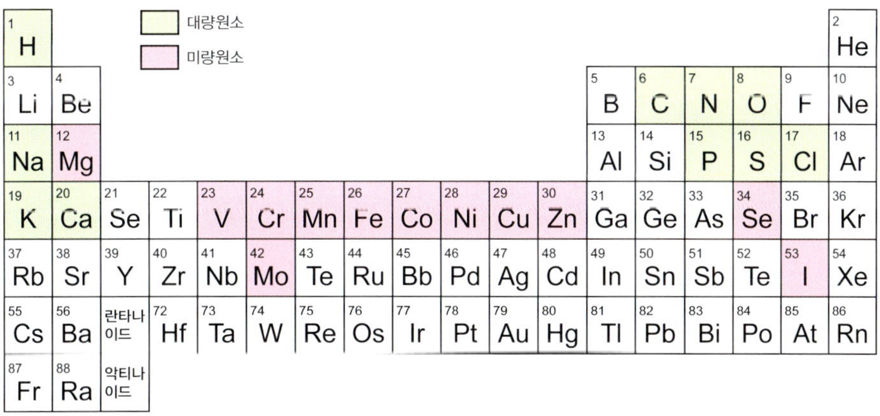

그림 2-1. 생명체를 만드는 원소들

도록 중개하는 촉매가 꼭 필요하다. 일반 화학반응의 촉매와 구별해서, 생체반응을 돕는 촉매를 '효소(enzyme)'라고 부른다.

이어서 생명현상은 무엇이고, 생명이 어떻게 유지되는지 살펴보자. 저자가 평생 연구했던 생화학적인 관점에서 생명현상은 "세포 내에서 효소의 도움으로 수많은 생체반응을 수행하는 현상"으로 요약할 수 있다. 모든 생명체가 스스로 생명을 유지하는 것을 다음과 같이 설명할 수도 있다. 만약 어떤 특정 반응에 관여하는 한 개의 효소를 그 효소가 작용하는 물질(기질이라고 함)과 함께 시험관에 옮겨 생명체가 생존하기에 적합한 조건, 즉 38℃, 1기압, pH가 중성인 수용액에 두었다고 가정하자. 이때 효소는 주위의 아무런 도움 없이 짧은 시간 동안 반응에 해당하는 새로운 물질을 만들어낸다. 이렇게 우리 세포 안에서는 10,000여 가지에 달하는 다양한 물질이 수많은 효소의 도움으로 만들어져 생명을 유지하고, 또 다음 세대의 자손을 만든다.

가장 간단한 단세포 생물체 중 하나인 대장균의 경우 4,300여 개 구조의 유전자를 가지고 있는 것으로 알려졌으며, 그중 70% 정도가 효소단백질을 만들어내므로 대장균이 만드는 효소의 수는 대략 3,000여 개 정도로 예상된다. 대장균은 이 3,000여 개의 효소로 글루코오스를 분해해 에너지를 만들고, 또 다른 생물체에 기생하는 데 필요한 여러 생체물질을 공급한다. 이렇게 생명체는 효소의 존재로 인해 살아간다고 말할 수 있다.

생명과학자들은 생명현상을 "생명체 내부의 세포에서 수많은 효소를 사용해 생체반응을 스스로 일으켜 생명체가 살아 있도록 하는 과정"이라고 정의한다. 그 과정에서 생명체의 유지에 필요한 에너지를 만들고, 필요한 다양한 물질을 분해시키거나, 새로 만들고(대사), 유전자를 만들거나, 그

유전 정보에 따라 새로운 생명체를 탄생시킨다. 이렇게 생명체에서 일어나는 거의 모든 현상은 효소의 도움으로 발생하는 생체반응을 통해 나타난다.

의사는 심장 또는 맥박이 뛰는지 확인해 생존 여부를 가린다. 사람은 심장이 지속적으로 움직여 혈액을 신체의 여러 곳에 보내면서 산소와 에너지 그리고 여러 종류의 물질을 필요한 곳으로 공급하고 있는 상태일 때 살아있는 것이다. 마치 전지의 수명이 끝나면 장난감 자동차나 로봇의 움직임이 정지되어 한낱 쇠붙이가 되는 것처럼, 사람의 심장을 움직이는 에너지의 공급이 중단되면 심장의 근육 운동이 정지해 혈액의 이동이 멈추고, 모든 세포에 필요한 생체반응이 정지됨으로써 결국 사망에 이르게 된다.

생명체는 영양분 중에서 탄수화물과 지질 등의 지속적인 공급을 통해 필요한 에너지를 만들거나, 또 섭취된 단백질 등 여러 영양분과 함께 생체 내부에 필요한 여러 물질을 만들어 공급한다. 그리고 이러한 생체반응의 모든 과정에 다양한 효소가 반드시 참여한다. 생체에서 만들어지는 에너지는 체온을 일정하게 유지하는 데 사용하기도 하는데, 이렇게 유지되는 일정한 온도는 세포 내부에서 모든 효소가 최상의 기능을 수행하는 데 필수 조건이다. 사람의 효소는 온도가 체온 이하로 낮아지면 효소의 기능이 떨어져 그 기능이 정지되나, 온도가 상승하면 다시 기능을 회복할 수도 있다. 이러한 원리를 이용해 선진국에서는 사람을 냉동시켜 보존했다가 다시 살려낸다는 회사도 영업 중이다(그림 2-2).

효소와 생명이 밀접하게 연관되었다는 사실은 다양한 방면에서 확인할 수 있다. 저자가 대학원생이던 시절, 텍사스 지역 한 대학의 생물학과 교수가 사람이 물리면 치명적인 살인개미의 침을 모아 와서 침 속에 어떤 효소가 들어 있는지 확인해 달라고 부탁한 적이 있었다. 저자가 효소를 측

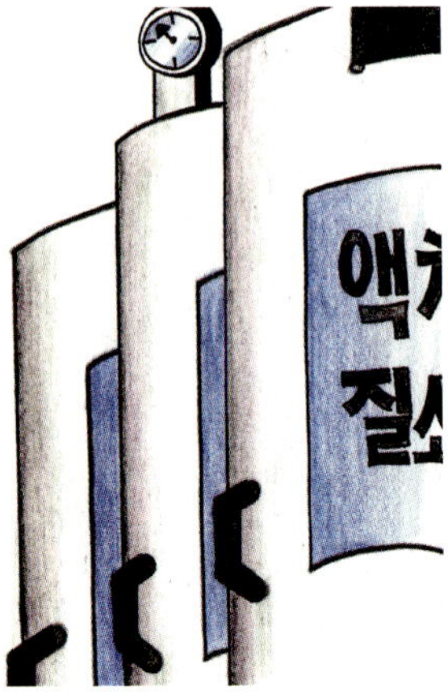

● 그림 2-2. 사람을 액체질소에 냉동하는 장치. 효소는 낮은 온도에서 기능이 정지되고 온도를 올리면 다시 기능하게 된다.

정해본 결과, 이 살인개미의 침 속에는 세포막을 녹이고 유전자를 분해하는 많은 양의 효소가 들어 있었다. 아마도 유전자를 분해시키는 개미의 침이 혈관을 통해 사람의 몸속으로 들어오면, 효소의 작용으로 사람의 혈액 속 유전자가 분해되어 생명을 잃게 되는 것으로 보인다.

뱀의 독에도 강력한 유전자 분해효소가 많이 들어 있는데, 이 효소가 혈액을 통해 우리 몸속의 여러 기관으로 퍼지면 세포 내 유전자의 기능을 붕괴시켜 결국 사망에 이르게 된다. 또 산 속에서 자라는 빨간 독버섯이 가진 알파-어메니틴은 유전자(RNA)를 합성하는 효소의 기능을 강력하게 정지시키는 치명적인 독성물질이다(그림 2-3).

극미량으로 사람의 목숨을 순식간에 빼앗는 청산가리에는 시안화이온이 들어 있다. 이 물질은 에너지 대사에 반드시 필요한 효소(시토크롬옥시다아제)의 기능을 순식간에 파괴하는 것으로 밝혀졌다. 또 효소 속에는 효소의 기능에 필수적인 금속이 들어있는데, 청산가리의 시안화이온은 그보다 높은 친화력을 가지고 있어 효소 내부의 금속을 시안화이온으로 쉽게 바꾸어 버린다. 결국 많은 효소의 기능이 한꺼번에 파괴됨으로써 생명을 순식간에 잃게 된다.

이러한 여러 사실로 미루어볼 때 우리가 생명을 유지하는 것은 세포 안에서 효소가 정상적으로 기능하는 덕분이며, 중요한 효소의 기능이 상실

되었을 때 곧 생명이 정지되는 것으로 보아, 효소는 우리를 살아 있게 하는 가장 근본 물질임을 알 수 있다.

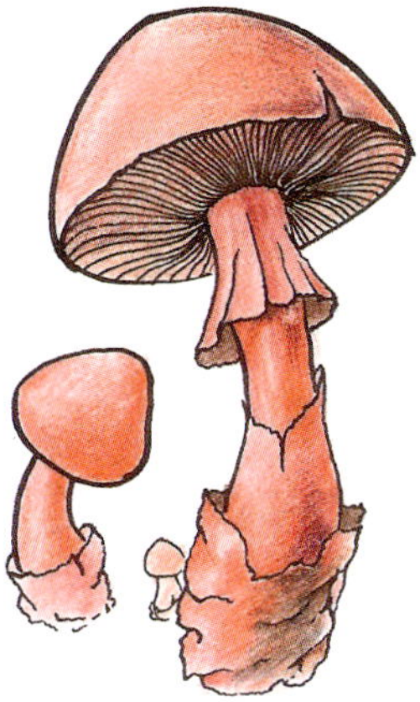

그림 2-3. 독버섯(Amanita phalloides)은 사람의 유전자 RNA를 합성하는 효소의 작용을 강력하게 방해하는 성분을 가지고 있으며, 사람에게 치명적이다.

효소란 무엇이며 어떻게 발견되었을까?

아마 여러분은 이 효소라는 것이 생명 유지에 가장 필수적인 물질임을 알고 상당히 놀랐을 것이다. 그동안 효소가 구체적으로 무엇을 하는 어떠한 물질인지 쉽고 정확하게 설명한 글이 많지 않아서 아직도 일반인에게는 복잡하고 생소하게 느껴지는 것이 사실이다. 뿐만 아니라 효소에 대한 불분명한 지식 때문에 많은 사람이 오히려 건강에 해가 되는 일을 반복하기도 한다. 효소의 기능을 정확하게 이해하는 것은 생명현상의 원리를 이해하는 것이며, 이는 우리가 건강하게 오래 살아가는 데 가장 유용한 지식일 것이다.

효소(酵素, enzyme)라는 말은 이제 일상생활에서도 그리 생소하지만은 않다. 소화가 잘 안될 때 먹는 소화제에는 돼지의 췌장에서 얻은 일부 단백질, 탄수화물, 지질을 분해시키는 효소나 효소의 기능 개선에 필요한 물질이 들어 있다. 세탁기로 빨래를 할 때 사용하는 세제에도 단백질을 분해하는 효소가 들어 있다. 이러한 단백질 분해효소는 비누로 잘 지워지지 않는 와이셔츠 칼라의 누런 단백질 때를 세탁 과정에서 완전히 분해하므로

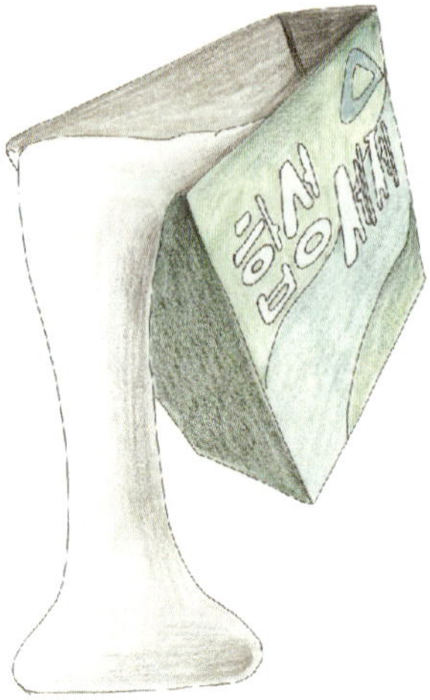

● 그림 2-4. 가루세제에는 단백질 분해효소가 들어 있어 옷에 묻은 누런 단백질 때를 깨끗하게 해준다.

매우 효과적인 세탁보조제이다(그림 2-4).

새로운 물질을 얻기 위해 어떤 물질로 하여금 화학반응을 일으키는 과정은 상당히 흥미롭다. 일상생활에서 흥분하고 격렬한 감정이 폭발해 싸움의 발단이 되듯이, 화학반응에서도 반응을 일으키는 물질을 높은 에너지 상태로 상승시켜 흥분된 상태인, 들뜬 상태로 만들어야 반응이 일어난다. 이때 효소는 생체에서 화학반응에 참여하는 물질이 어떤 다른 경로를 선택해 손쉽게 들뜬 상태가 되도록 한다. 다시 말해, 효소는 생체물질의 "활성화 에너지"를 낮춰 온화한 조건에서도 반응이 빨리 일어날 수 있도록 한다. 효소가 "활성화 에너지"를 낮추는 것은, 마치 냇가의 둑을 낮추어 물의 흐름이 빨라지게 하거나 또는 산에 터널을 뚫어 자동차의 속도를 빠르게 하는 현상과 비슷하다.

생물체에 존재하는 촉매로서 효소는 1835년 스웨덴의 화학자 베르셀리우스에 의해 처음으로 확인되었다. 그는 감자 속에 전분의 분해를 촉진하는 물질이 있음을 확인하고 "촉매"라는 말을 처음으로 사용했다. 그 후 "효소(enzyme)"라는 어휘는 1878년 독일의 유기화학자 빌헬름 퀴네가 처음으로 사용했으며, 그리스어의 "효모의 속(in yeast)"이라는 말의 뜻에서 유래한다.

그 후 프랑스의 생화학자 파스퇴르는 공기가 없는 상태에서 글루코오스가 분해되어 탄산가스와 알코올이 되는 과정, 즉 알코올을 만드는 발효 과정에 살아있는 세포가 관여한다고 발표했다. 1897년에는 독일의 유기화학자 에두아르트 뷔크너(Eduard Büchner)가 처음으로 파괴된 효모에서 추출된 용액을 걸러 발효에 직접 관여하는 물질인 효소를 효모균체에서 분리 · 확인했다. 뷔크너 박사는 생체촉매인 효소를 처음 발견한 공로로 1907년 노벨상을 수상했고, 수많은 생명과학자가 생명체에서 가장 중요한 기능을 수행하는 효소에 대해 연구하기 시작했다.

인류가 일상생활에서 생체물질인 효소촉매를 이용해 화학반응을 일으켰던 역사는 이보다 훨씬 앞선다. 우리는 고대 그리스나 이집트에서 처음 포도주가 탄생한 과정을 다음과 같이 상상해볼 수 있다. 포도나무에서 떨어져 얼마쯤 지난 포도를 아이들이 주워 먹고 몽롱한 상태로 잠에 빠지는 것을 보고, 어른들은 포도를 으깨서 저장해 술로 마시게 되지 않았을까? 포도 껍질에 묻은 하얀 가루(효모)에 함유된 여러 효소에 의해 포도 속의 당분인 글루코오스가 분해되어 알코올이 만들어짐으로써 포도주가 처음 탄생하게 된 것이다(그림 2-5).

우리의 조상도 일찍이 된장이나 젓갈을 만드는 과정에서 공기 중 박테리아의 효소를 이용해 콩이나 생선의 단백질을 분해시키고 소화가 쉬운 발효식품을 개발했다. 최근 영국의 한 음식전문가가 "영국에도 콩이 있었으나 한국처럼 변형시키는 기술이 없었다"며 우리의 발효 기술에 감탄한 사실을 신문지면을 통해 보았다. 최근 유행하는 막걸리도 발효식품의 하나로, 누룩에 기생하는 효모가 가진 촉매 효소를 활용해 글루코오스를 일부 알코올로 발효시키는, 세계에서 보기 드문 양조법으로 제조한 것이다. 우

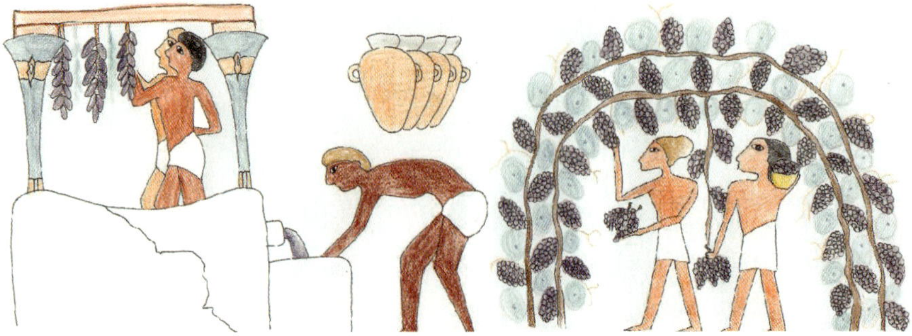

●그림 2-5. 오랜 옛날 이집트에서는 효모의 효소를 활용해 포도의 글루코오스를 알코올로 변형시켜 포도주를 만들었다.

리가 자랑하는 세계적인 발효식품 김치도 공기 중의 박테리아가 가진 몇몇 효소를 활용한 여러 분해 과정을 통해 풍미가 있고, 맛을 상큼하게 하며, 소화를 용이하게 하는 우수한 식품 제조 기술로 얻어진 것이다. 이러한 여러 예로 보아, 우리 조상들이 효소를 활용해 다양한 식품을 제조했음을 알 수 있다. 또 우리 조상의 생명과학 기술 수준이 다른 여러 나라에 비해 상당히 앞서 있었음을 짐작할 수 있다.

효소의 모양과 기능의 관련성에 대한 연구는 현재 전 세계적으로 가장 많은 연구자가 관심을 보이는 생명과학 분야 중 하나이다. 또한 이러한 연구를 통해 가장 많은 노벨상 수상자가 배출되기도 했다. 지난 한 세기 동안 생명체에서 가장 중요한 기능을 수행하는 효소를 연구함으로써 생명현상의 중요한 실상이 자세히 밝혀졌다. 그동안 효소 연구를 통해 여러 질병의 원인이 규명되고, 다양한 치료약품도 개발되어 우리 인류가 수명을 수십 년 더 연장할 수 있게 되었다.

효소는 무엇으로 만들어지며 어떤 기능을 수행할까?

우리 몸속의 세포에 들어 있는 효소는 모두 단백질로 만들어졌다. 단지 20개의 아미노산만으로 수백만 종에 달하는 생물체의 단백질이 만들어진다는 사실은 대단히 신비스럽다. 효소가 어떻게 기능하는가를 이해하기 위해서는 단백질이 어떤 모양을 하고 있는지 알아야 하는데, 그에 대한 자세한 내용은 다음 장에 자세히 기술하려고 한다.

앞서 말했듯, 모든 식물이나 동물의 세포 내부는 마치 정밀한 화학공장과 같아서 음식물로부터 흡수된 영양분을 잘게 쪼개고, 또 그것을 원료로 수많은 물질을 지속적으로 만들어 생명을 유지한다. 생명체 내부에서 일어나는 거의 모든 현상, 즉 생체에너지 생산, 뇌의 활동, 근육의 운동 및 조절, 물질의 운반, 유전자를 계속 만들어 새로운 세포를 생성함으로써 조직을 수리하고, 내부 침입 물질을 방어하는 작용이나 간에서의 해독 작용 등 다양한 기능을 수행하는 과정에 여러 효소가 참여한다. 이때 효소는 온천에 서식하는 박테리아가 고온에서 기능하는 효소를 가지는 등의 특수한 예를 제외하고 비교적 온화한 체온의 조건에서도 반응이 신속하게 진행되도록 기능해 생명체가 생존할 수 있게 한다.

생명체 외부로 나타나는 흥미로운 생명현상도 거의 모두가 효소-촉매반응을 통해 일어난다. 단풍이 드는 것은 환절기에 온도에 민감한 효소가 작동해 녹색 엽록소 분자를 작게 쪼개 다른 색을 띠는 물질을 만드는 현상이다. 어린 시절에 궁금했던 반딧불도 루시페린이라는 물질을 분해할 때 다른 파장의 빛을 발산해 나타나는 현상으로, "루시퍼라아제"라는 효소가 그러한 기능을 수행한다(그림 2-6). 심지어 감정이 격해져 나오는 눈물

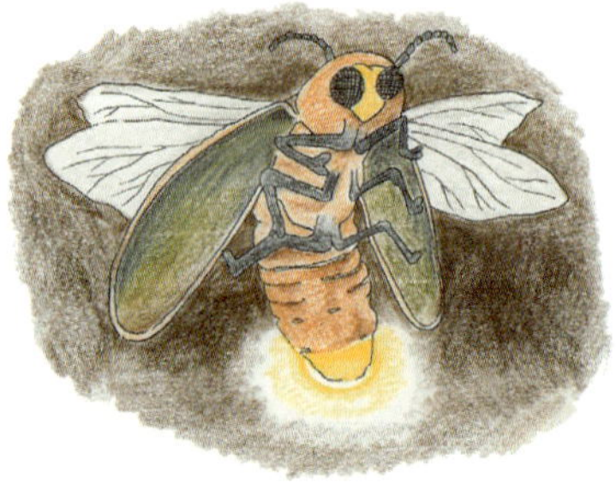

● 그림 2-6. 루시페린이라는 물질이 루시퍼라아제라는 효소의 작용으로 분해될 때 반딧불의 형광이 나타난다.

에도 박테리아나 바이러스의 껍질을 분해시켜 번식을 억제함으로써 감염을 방지하는 "리소자임"이라는 효소가 있어 우리 눈을 보호한다. 여름이면 우리를 귀찮게 하는 모기도 효소를 이용한다. 모기의 타액 속에는 사람의 피부 표면을 구성하는 당 성분을 분해하는 강력한 효소(뉴라미니다아제)가 들어 있다. 모기는 효소를 사용해 피부를 녹인 다음, 침을 쉽게 혈관에 넣어 피를 빨아 먹는 것이다. 얼마 전 유행한 신종 플루의 예방약으로 타미플루가 사용되었는데, 이 약제는 감기 바이러스가 가진 세포벽 침투효소(뉴라미니다아제)의 기능을 방해하는 강력한 화학물질이다. 타미플루가 효소의 기능을 방해해 바이러스가 세포벽을 분해할 수 없게 하므로, 감기 바이러스는 그 이상 증식을 하지 못하고 감염이 중단된다.

저자는 가끔 새로운 건축물의 문짝이나 목재에서 나무 가루가 떨어져 쌓인 것을 본 적이 있다. 흰개미는 입에서 강력한 효소(셀룰라아제)를 밖으로 내어 목재의 성분인 셀룰로오스를 녹여버림으로써 구멍을 뚫는 것이다. 그래서 고급 가구를 만들 때에는 목재에 방충액 처리를 하는데, 이 방충액에는 해충이 내놓은 나무를 녹이는 효소의 기능을 방해하는 성분이 있어 고급 가구를 보호할 수 있다고 저자의 효소학 강의를 수강했던 임산가공학과의 한 학생에게 설명해준 적이 있다.

우리 세포 속에는 초능력을 가진 효소가 있다. 밤늦도록 술을 마셔 만취가 되어 들어온 가장이 자는 동안, 혈액 속의 모든 알코올을 아세트알데히드로 바꾸는 알코올 탈수소효소가 작용한다. 이 효소는 1억 배나 빠른 속도로 반응을 진행시킬 수 있기 때문에 다음날 아침에 멀쩡한 정신으로 회사에 출근할 수 있는 것이다. 우리나라 사람은 유전적으로 강력한 알코올 분해효소를 가지고 있다고 한다.

지구상의 모든 생명체는 생명을 유지하기 위해 독특한 기능을 하는 효소를 지닌다. 상당수의 식물은 스스로를 보호하기 위해 자신만이 가지는 효소를 사용해 강한 독성이 있는 물질을 만들어낸다. 만약 이러한 식물의 효소가 우리 몸속에 들어와 새로운 물질을 만든다고 상상하면 정말 끔찍하다. 다행히 우리가 음식물로 섭취하는 대부분의 외부 효소단백질은 위의 강한 산성으로 인해 기능을 거의 상실하고, 장내의 단백질 분해효소에 의해 작은 아미노산으로 분해되어 흡수된다. 즉, 음식물에 있는 외부 효소는 우리 세포 내부로 직접 흡수될 수 없기 때문에 우리에게 영향을 미치지 않는다.

일상에서 신선한 효소를 많이 먹으면 건강에 좋다고 해서, 신선한 채소나 과일, 혹은 특수한 약제를 많이 먹도록 권하는 경우가 있다. 그러나 채소나 과일에 들어 있는 효소를 먹으면 위의 강한 산에 의해 대부분 기능이 파괴되거나 효소단백질이 분해되고, 장에서는 분해된 아미노산이 우리 몸으로 흡수된다. 또 효소단백질은 너무 커서 소화기관을 통해 우리 몸에 흡수되지 못한다. 하지만 신선한 과일이나 채소에는 세포 내에서 완벽한 효소를 만드는 데 꼭 필요한 필수 아미노산이나 비타민, 그리고 미네랄이 많이 들어 있어 건강에 도움을 준다. 효소가 가끔 혈액을 통해 우리 몸속으로 들어 갈 수 있는데, 치료제로 쓰는 효소를 제외하고 혈액 속으로 외부 효소가 진입하면 치명적인 문제를 일으키게 되니 유의해야 한다.

효소는 어떻게 만들어질까? 어떤 이는 효소가 우리 몸속에서 하나의 큰 덩어리로 만들어지고, 여러 조각으로 분해되어 필요한 효소로 기능한다고 이야기하는데, 전혀 근거 없는 주장이다. 효소의 생성에 대한 여러 비밀은 이미 모두 밝혀진 상태이다. 효소는 우리 세포 속의 유전자가 가지고 있는 정보에 따라 각자 자기의 수명을 가지고 따로 만들어지며, 수명이 다하면 폐기되고 다시 새로운 효소가 만들어진다. 가끔 김치나 술을 만드는 과정을 가리켜 "김치나 쌀을 효소화"했다고 광고하는데, 이러한 표현은 잘못된 것이다. 발효식품은 만드는 과정에서 박테리아의 효소를 활용해 식품을 가공한 것이지 효소 자체인 것은 아니기 때문이다.

이제 의학, 약학이나 기초 생명과학 분야에서 효소는 생명현상을 근본적으로 설명하고 질병의 치료제를 개발하는 가장 중요한 연구 주제로 부상했다. 항간에 퍼져있는 효소에 대한 오해로 인해 발생하는 여러 건강 관련 부작용을 방지하기 위해 우리는 효소의 정체를 정확하게 이해할 필요가 있다.

3장

효소를 구성하는 가장 중요한 물질-단백질은 무엇인가?

보통 사람들은 단백질을 흔히 두부나 살코기에 들어 있는 영양소 중 하나쯤으로 알고 있다. 그러나 우리 몸에서 단백질은 세포 무게의 반을 차지하며 세포 안에서 중요한 대부분의 기능을 수행한다. 단백질은 모든 생체반응의 촉매로 작용하는 효소, 방어 기능을 수행하는 면역단백질, 또 피부나 골격의 구성성분이기 때문에 다른 영양소인 탄수화물과 지방질에 비해 그 역할이 훨씬 다양하고 중요하다. 따라서 합리적인 건강관리를 위해 생명물질인 효소에 대해서뿐 아니라, 효소를 만드는 단백질이 정확히 무엇인지도 구체적으로 알아둘 필요가 있다.

단백질이란?

19세기 중엽, 네덜란드의 화학자인 게라두스 뮬더(Geradus Mulder)는 모든 동물의 조직과 식물의 즙에 공통적으로 존재하는 물질을 추출하고, "이 물질이 의심할 여지 없이 생체 구성 성분 중 가장 중요한 물질이며, 이것 없이는 지구상에 생명이 존재할 수 없을 것"이라고 발표했다. 당시 스웨덴의 유명한 화학자인 베르셀리우스의 권고에 따라 뮬더는 이 물질을 "프로티인(Protein, 그리스어 Proteios에서 유래했으며 첫 번째로 중요하다는 의미)"이라고 이름 지었다.

그 후 단백질은 독일에서 "알의 흰자"라는 의미로 알려졌으며, 일본에서는 흰자라는 의미에서 "프로티인"을 처음으로 "단백질(蛋白質)"이라 부르기 시작했다. 비록 당시 뮬더가 발표한 단백질의 화학구조가 실제와 상당히 차이가 나긴 했지만, 그는 단백질이 생명체에 있어서 가장 중요한 물질이라는 사실을 정확하게 밝혀낸 최초의 과학자인 셈이다.

세포 안에는 다양한 종류의 수많은 단백질 분자가 존재하며, 그중 70~80%는 생체반응을 빠르게 하는 효소촉매로서 기능하는 것으로 밝혀졌다. 또 단백질은 우리 신체의 골격을 구성하는 기본 물질로, 피부와 연골조직의 단백질은 콜라겐이 구성성분이고, 머리카락, 손톱, 발톱의 단백질은 알파-케라탄으로 구성되어 있다. 뿐만 아니라 단백질은 산소를 운반하는 혈액의 헤모글로빈이나, 외부 물질로부터 보호해주는 면역단백질 등, 상상할 수 없이 다양한 형태와 기능을 가진다.

지구상에 존재하는 500만 종의 생명체는 종에 따라 화학적으로 다른 그룹의 단백질을 수백만 개나 가지고 있으며, 염색체가 가진 유전정보인 DNA의 염기 순서에 의해 단백질을 구성하는 아미노산의 순서가 결정된다. 단백질은 사람의 세포에 존재하는 유전자가 가지고 있는 정보만큼 다양한 종류로 만들어질 수 있다. 최근 사람의 유전자는 26,383개의 구조유전자(단백질을 만드는 유전정보)를 가지고 있음이 밝혀졌으며, 우리 몸속에는 이보다 약간 적은 수의 다양한 단백질이 있을 것으로 예상된다(그림 3-1).

우리 몸에서 효소와 같은 단백질이 만들어지는 과정은 수많은 생체물질을 만드는 반응 가운데 가장 많은 물질이 촉매나 조절 물질(100여 개의 단백질 거

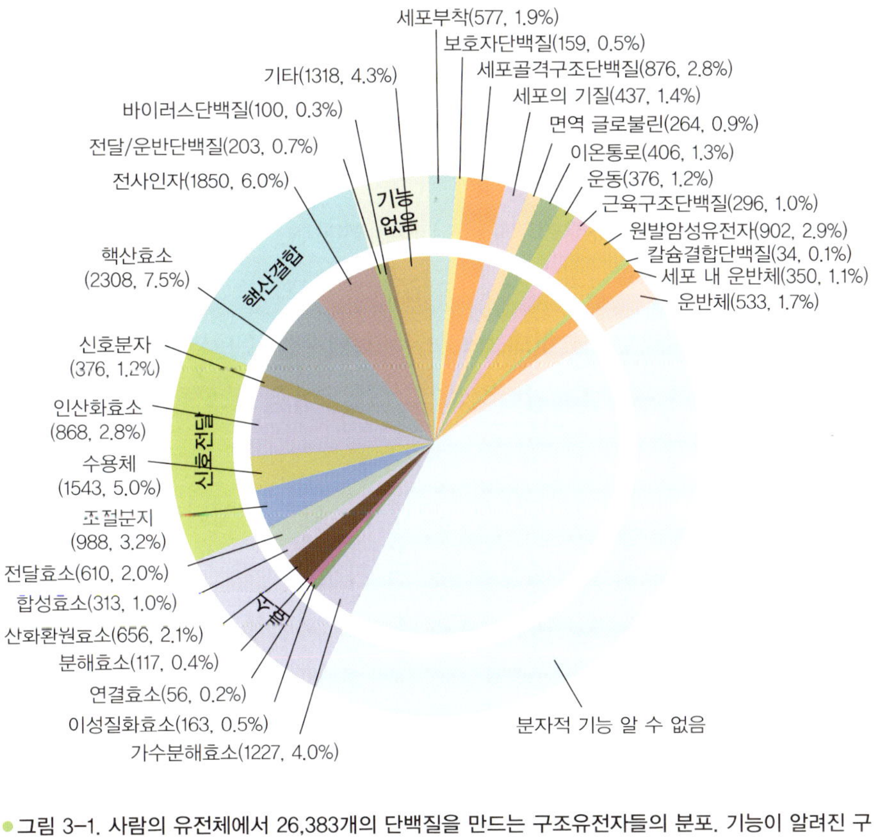

• 그림 3-1. 사람의 유전체에서 26,383개의 단백질을 만드는 구조유전자들의 분포. 기능이 알려진 구조유전자 중 대략 25%가 효소를 만드는 정보를 가진다.

대 분자)로 참여하는, 가장 복잡하고 정교한 과정으로 알려져 있다. 최근 단백질을 합성하는 세포 속 공장에 해당하는 "리보솜"의 입체구조를 규명한 과학자들이 노벨상을 수상했다. 단백질을 만들어내는 리보솜은 단백질과 핵산의 집합체이다.

태아가 급속히 성장할 때는 엄청난 양의 단백질이 세포 내에서 만들어진다. 이때 단백질 제조에 필요한 아미노산은 산모가 음식물을 섭취한 다음 단백질을 분해시켜 흡수한 필수 아미노산이거나, 섭취한 탄수화물의 분해물질로부터 만들어진 아미노산이다.

세포 안에서 단백질은 각자 정해진 수명을 가지고 만들어진다. 어떤 단백질은 세포질에서 오래도록 파괴되지 않으나, 대사 조절에 참여하는 단백질은 수명이 대단히 짧은 것으로 밝혀졌다. 반감기(단백질이 반으로 줄어드는 기간)가 짧은 효소 중 하나인 "오르니틴에 카복실그룹을 붙이는 화학반응의 효소"는 반감기가 11분밖에 되지 않는다. 피의 주된 성분으로 산소의 운반을 담당하는 헤모글로빈의 반감기는 적혈구의 수명과 함께 결정된다. 또 눈의 수정체인 렌스단백질의 수명은 생물체의 수명과 일치하는 것으로 밝혀졌다.

세포질에서 단백질의 반감기는 단백질을 만드는 펩티드 사슬 한쪽 끝 부분의 몇몇 아미노산에 의해서 결정된다. 마치 상품을 주문받아 제작하는 회사가 주문자의 요청에 따라 제품을 만들어 제공하듯이, 단백질도 미리 결정된 수명에 관한 정보를 가지고 만들어진다. 또 세포에서 사용하고 필요 없게 되거나 잘못 만들어진, 그리고 기능이 쇠퇴한 단백질도 마치 청소회사가 쓰레기를 처리하듯 단백질을 폐기시키는 처리장으로 보내 제거한다. 많은 사람이 두려워하는 뇌의 질병인 파킨슨병은, 위와 같이 어떤 단백질을 폐기하는 과정에 문제가 발생해 특정 단백질이 폐기되지 못하고 쌓여서 나타난 질병이다.

단백질에 관한 다양한 연구 결과는 우리의 건강을 유지하거나 질병을 치유하는 과정과 밀접하게 관련되어 있다. 그러나 아직도 단백질의 연구에서 해결해야 할 수많은 과제들이 있는 것을 볼 때, 생명의 신비함, 특히 인체의 복잡성을 다시 한 번 생각하게 된다.

단백질은 무엇으로 구성되어 있을까?

지구상에 존재하는 모든 생명체는 생명을 유지하고 번식하는 과정에서 수많은 종류의 단백질을 필요로 한다. 자연의 섭리가 참으로 오묘한 것은 모든 생물체가 만들어내는 단백질이 자연에 존재하는 100여 개 이상의 아미노산 중 정확히 20개의 비교적 간단한 화학구조를 가지는 공통된 아미노산만으로 구성되어 있다는 사실이다. 그래서 DNA의 구조를 밝혀낸 영국의 유명한 학자 크릭 경은, 모든 생물체의 단백질 합성에 필요한 이들 20개의 아미노산을 가리켜 "마술의 20(Magic 20)"이라고 부른다. 만약 단백질을 구성하는 아미노산이 20개보다 훨씬 더 많았거나, 또는 생물체마다 다른 아미노산으로 구성되었다면, 생물학이 현재와 같은 수준으로 발전되기까지 적어도 한 세기 이상 더 필요했을 것이다. 단백질의 기본 구성요소인 아미노산의 화학적 성질을 이해하는 것은 단백질의 생물학적인 기능을 이해하고 생명현상을 설명하는 데 대단히 중요하다.

아미노산의 화학구조를 살펴볼 때 더욱 신기한 사실은, 20개의 아미노산이 하나의 공통된 기본 골격의 구조로 만들어져 있다는 것이다. 각 아미노산마다 양편에 서로 다른 연결고리를 가지고 있는데, 탄소를 중심으로 한편은 아미노그룹(-NH_2)이고 반대편은 카복실그룹(-COOH)이다. 두 개의 아미노산이 있을 때, 아미노산이 가진 한 개의 연결고리(아미노그룹)와 다른 아미노산이 가진 고리(카복실그룹)에서 물이 빠지며 서로 연결된다. 이렇게 두 아미노산이 서로 연결되는 결합을 "펩티드" 결합이라 하고, 많은 아미노산이 같은 방법으로 계속 연결되어 긴 사슬을 만들게 된다(그림 3-2). 이는 마치 서로 다른 20개의 구슬을 가지고 여러 순서로 연결고리에 끼워 목걸이로 만드는 것과 비슷하다. 이렇게 만들어진 여러 아미노산이 결합된 긴 사슬을 "폴리펩티드"라고 부른다. 이렇게 아미노산이 반복적으로 결합된 폴리펩티드 중합체가 적절히 포개지면 독특한 모양을 갖는 단백질이 생성된다.

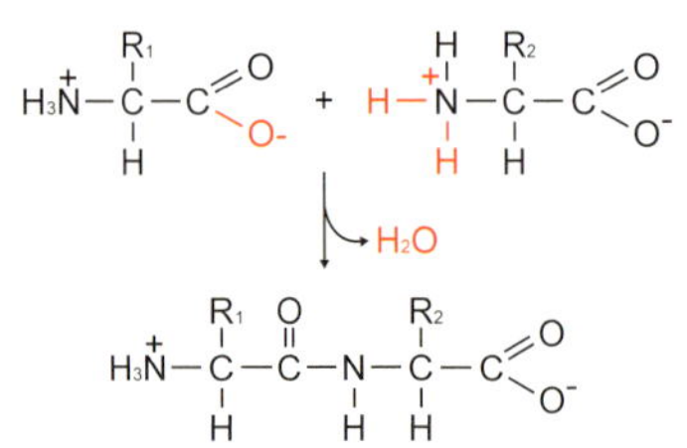

●그림 3-2. 두 개의 아미노산이 연결고리를 통해 펩티드 결합을 형성한다.

20개의 아미노산 구조는 양편의 연결고리 외에 모두 다른 구조의 가지사슬(R)을 가지고 있기 때문에 이들 아미노산이 배열되는 순서에 따라 독특하고 다양한 단백질의 입체구조를 형성할 수 있다. 그리고 이렇게 얻은 단백질이 어떤 모양을 하는가에 따라 그 기능이 각각 달라진다. 이러한 단백질의 입체구조에 관한 정보는 유전정보에 의해서 이미 결정되어 있다. 유전정보인 DNA는 계속해서 똑같은 단백질을 만들도록 하기 때문에 생명체가 급작스런 큰 변화 없이 상당히 오래 유지되고, 또 자신과 거의 비슷한 다음 세대의 자손을 갖게 된다.

아미노산은 단백질을 만드는 기본 단위로, 건물을 지탱하는 벽돌 하나하나에 해당한다. 20개의 아미노산 중에는 우리가 스스로 만들지 못하고 외부에서 반드시 섭취해야만 하는 9개의 아미노산이 있다. 생명체의 생존에 필수적인 이들 9개의 아미노산을 "필수 아미노산"이라고 부른다. 나머지 11개의 아미노산은 주로 탄수화물이 분해되어 생겨난 물질을 가지고 효소의 도움을 받아 우리 몸속에서 만든다(표 3-1).

저자는 필수 아미노산을 항상 섭취할 것을 기회 있을 때마다 강조한다. 체내에 필수 아미노산이 부족한 경우를 상상해보자. 작은 부품의 결함으로 인해 결국 자동차 자체를 못 쓰게 되는 경우처럼, 필수 아미노산 중 하나라도 부족하면 우리 세포 안에서 기능이 상실된 불완전한 단백질을 만들게 된다. 이렇게 잘못 만들어진 단백질, 즉 효소들은 제대로 기능하지 못하고, 이러한 결과가 오래 쌓이게 되면 여러 질병의 원인이 된다. 이런 이유 때문에 성장하는 아이를 기르는 주부는 필수 아미노산의 섭취에 특히 관심을 가질 필요가 있다. 우유는 우리에게 필요한 필수 아미노산을 골고루 갖추

표 3-1. 우리가 반드시 섭취해야 하는 9개의 필수 아미노산과 우리 몸에서 스스로 만들어지는 11개의 아미노산

필수 아미노산(9개)	비필수 아미노산(11개)
히스티딘, 아이소루신(이소루신), 루신, 라이신(리신), 발린, 메싸이오닌(메티오닌), 트레오닌, 페닐알라닌, 트립토판	알라닌, 아르지닌(아르기닌), 아스파라진(아스파라긴), 아스파트산(아스파르트산), 시스테인, 글루탐산, 글루타민, 글리신, 프롤린, 세린, 타이로신(티로신)

* 대한화학회에서 정한 국제적으로 통용되는 발음의 아미노산 명칭을 사용함(괄호 안은 종전에 사용하던 명칭).

고 있어 어린이의 성장을 도와주므로 충분한 섭취를 적극 권장하고 싶다.

조미료로 쓰이는 글루타민과 라이신은 멸치나 바닷게로 국물을 우릴 때 나오는 아미노산이다. 예로부터 우리가 즐겨 먹던 된장찌개에는 된장의 발효 시 콩의 단백질이 분해되면서 생기는 아미노산이 많이 들어 있어 독특한 맛을 낸다. 우리 조상들은 일찍이 분해된 아미노산을 천연조미료로 사용해 음식의 맛을 내는 지혜를 가지고 있지 않았나 생각된다.

한편, 일부 종합 비타민의 병에 표시된 영양성분을 살펴보면 여러 가지 비타민과 함께 아미노산인 메싸이오닌이나 라이신 등이 포함되어 있음을 발견하게 된다. 사실 우리가 음식물로 섭취하는 단백질마다 모든 아미노산을 골고루 갖추고 있는 것은 아니다. 예를 들어 아미노산 중 하나인 메싸이오닌은 우리가 일상적으로 섭취하는 단백질에는 매우 적은 양만 포함되어 있다. 우리가 많이 먹는 콩 단백질에는 메싸이오닌이 부족한 반면, 밀에는 메싸이오닌은 풍부하나 라이신이 부족한 것으로 밝혀졌다. 또 라이신은 현미에 상당한 양이 들어 있으나 우리가 주로 먹는 백미에는 거의 없다. 그래서 일부 필수 아미노산을 영양제에 포함한 것이다.

아미노산은 우리 몸에서 중요한 기능을 수행하는 여러 물질의 원료이기도 하다. 아미노산 중 트립토판은 식물에서 추출된 신경전달물질인 세로토닌, 그리고 비타민인 니코틴아마이드를 만드는 초기 단계의 물질로 밝혀졌다. 메싸이오닌은 호르몬인 에피네프린의 원료이고, 크레아틴 합성 시 메틸그룹을 제공하는 반응을 도와준다. 라이신은 비오틴, 리포산 그리고 비타민 A의 유도체인 레티나 등 여러 비타민에 연결되어야 제대로 기능을 할 수 있다. 혈관 주위, 백혈구, 연골주세포 등에서는 아미노산인 히스티딘으로부터 혈관 확장 기능을 가진 히스타민이 만들어진다. 또 타이로신은 여러 호르몬의 합성 과정에 사용되는 원료물질이다.

사람의 세포 속 아미노산 중에서 여분의 발린, 루신, 및 아이소루신 등이 효소의 결핍으로 분해가 안 되면 혈액과 소변에 그 농도가 증가하는 "메이플시럽뇨증"에 걸리게 된다. 또 페닐알라닌은 대사 과정에서 타이로신으로 바뀌어야 하나 유전적으로 효소가 부족해 바뀌지 않으면 "페닐케톤뇨증"이라는 병에 걸리게 된다. 이외에도 선천적 효소 결핍으로 인해 아미노산이 제때 분해되지 못해 발생하는 유전적인 질병이 많다. 이러한 선천성 대사장애는 신생아의 혈액을 검사해 미리 알아볼 수 있다.

단백질의 여러 모양과 기능은?

단백질은 그 모양에 따라 분류하기도 하는데, 머리카락, 근육조직 같은 긴 막대 모양의 섬유상 단백질이 있는가 하면, 혈액의 헤모글로빈이나 촉매로 쓰이는 대부분의 효소는 둥근 공 모양이다. 세포 내에서 단백질의 모양은 마치 시골에서 기르는 수세미의 과육을 제거하고 섬유질만 남겼을 때 항상 일정한 모양을 가지는 것처럼, 유연성을 가지면서 특정한 모양을 유지한다.

그동안 수많은 생명 과학자들은 생명현상의 비밀을 이해하기 위해 특히 단백질의 모양과 그 기능의 관계를 알아보는 연구를 많이 수행했다. 많은 학자들은 단백질, 특히 효소의 구조와 기능의 관계를 연구해 특정한 질병의 원인을 밝혀냈고, 이를 근거로 질병 치료제를 개발하고 있다. 단백질의 구조는 세포 내에서 그 기능을 수행하는 데 필요한, 서로 독립적으로 영향을 미치는 4단계의 구조로 나누어 살펴볼 수 있다.

앞에서 설명했던 것처럼, 먼저 단백질의 일차구조는 마치 구슬을 꿰매 놓은 것처럼 단백질을 구성하는 아미노산의 순서에 따라 길게 펼쳐놓은 긴 사슬의 펩티드 상태라고 생각하면 된다. 단백질의 일차구조가 처음 만들어질 때, 유전자의 암호인 DNA의 염기순서에 따라 아미노산의 순서가 결정되며, 냉면 면발처럼 일직선으로 길게 만들어진다. 그리고 아미노산의 정해진 순서는 이 단백질이 어떤 모양을 가지게 되는지 미리 결정하기 때문에, 긴 사슬의 펩티드는 스스로 포개져 2차, 3차의 입체 모양 구조를 만들게 된다.

단백질의 이차구조에는 두 가지 종류가 있다. 두 가닥의 노끈을 꼬듯 두 폴리펩티드 사슬의 가닥이 한 축을 중심으로 오른쪽으로 휘어 감고 돌아가는 나선형구조를 만들어낸다. 또 다른 타입의 이차구조는 병풍 모양으로, 두 개의 폴리펩티드 사슬이 같은 방향이나 또는 서로 다른 방향에서 만나 판 모양의 형태로 연결되는 경우이다(그림 3-3). 양털이나 머리카락 같은

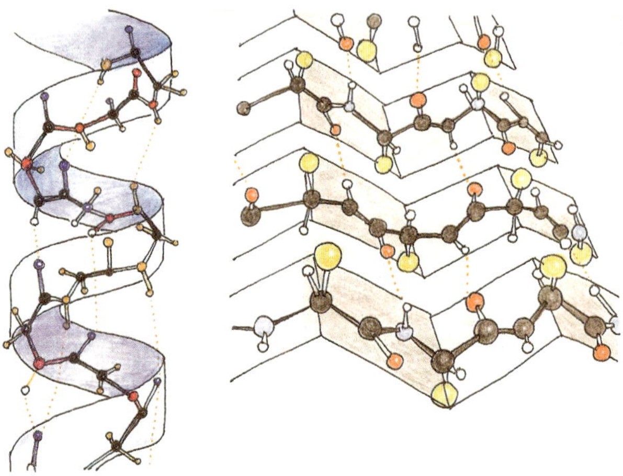

그림 3-3. 단백질의 이차구조에는 α-나선과 β-병풍구조가 있다.

단백질은 여러 가닥의 펩티드 사슬이 서로 얽혀 긴 사슬의 나선형 가닥을 만든 것으로 길고 질기며 윤이 난다. 한편 명주의 섬유는 펩티드 사슬이 서로 반대 방향으로 배열된 병풍구조라 아주 부드럽게 느껴진다.

나선형이나 병풍구조인 이차구조들이 모여서 포개지고 감겨 복잡한 공 모양의 구조를 만드는데, 이를 단백질의 "삼차구조"라고 한다(그림 3-4). 단백질의 삼차구조(입체구조)를 만들기 위해 밀고 당기는 힘이 (보통 화학결합보다는 약하게) 상호 작용한다. 시멘트를 사용해 벽돌이 서로 단단히 붙어 있도록 고정하는 것처럼, 긴 사슬의 폴리펩티드인 단백질은 튼튼한 입체 모양의 구조를 만들게 된다.

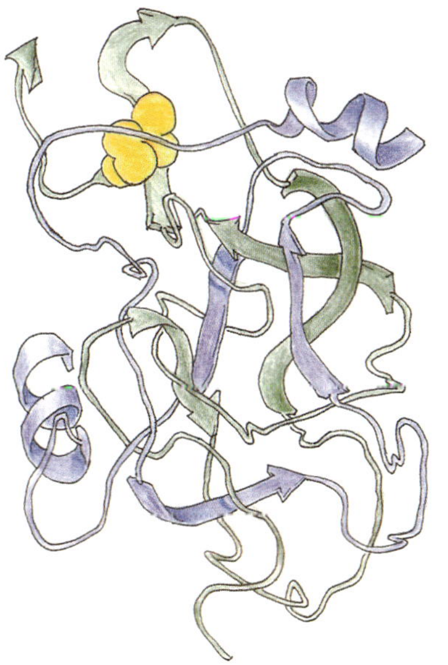

● 그림 3-4. 효소단백질 카이모트립신의 삼차구조. 효소의 독특한 입체구조는 반응에 직접 관여하는 활성부위 아미노산과 기질이 차지하는 공간을 마련해준다.

공 모양이나 막대 모양인 단백질의 삼차구조는 단백질이 실제 중요한 기능을 수행하는 데 반드시 필요하다. 단백질은 입체 모양을 만들어 어떤 아미노산이 필요한 특정 위치에 오도록 한다. 효소가 독특한 촉매 기능을 하는 데 있어 단백질의 삼차구조는 중요한 의미를 갖는다. 이렇게 완성된 입체구조를 갖는 단백질은 여러 개의 삼차구조 기본단위가 모여서 하나의 큰 덩치를 이룬 사차구조를 갖게 된다. 한 단백질에서 여러 기능을 동시에, 효율적으로 수행하기 위해 사차구조의 단백질이나 효소가 존재하는데, 혈액의 헤모글로빈은 4개의 똑같은 삼차구조가 모여 하나의 사차구조를 만든다.

여성들이 즐겨하는 파마는 원래 영어의 "영구적인 구부러짐(Permanent curling)"에서 유래된, 일본에서 건너온 말이다. 이 "머리 볶는 기술"은 머리카락 단백질의 이차구조가 가진 성질을 잘 활용한 것이다. 머리카락은 여러 겹의 폴리펩티드 사슬이 이황화 결합(-S-S-)으로 연결되어 있다. 버티컬 커튼의 가닥 하나하나를 묶어둔 끈의 역할을 이황화 결합이 해준다.

우선 일직선으로 곧은 머리카락을 원하는 모양이 되도록 구부려 감아 둔다. 이런 상태의 머리카락에 "머캅토에타놀"이라는 고약한 냄새의 환원제를 사용해 머리카락 내부 사슬 사이의 이황화 결합을 파괴시키고(-SH HS-) 구부려 서로 엇갈린 상태로 만든다. 다음에 과산화수소를 사용해 머리카락 사슬 사이가 엇갈린 상태로 이황화 결합을 다시 접합시켜(-S-S-) 구부러진 상태를 유지하도록 하는 것이다(그림 3-5). 이것이 바로 미용실에서 냄새나는 화학약품을 사용해 파마를 하는 과정이다.

단백질은 상당히 불안정한 물질로, 삼차구조가 강력한 결합 상태로 존재하지 않고, 외부의 여러 가지 환경(온도, pH, 금속, 등)에 의해서 그 모양이 쉽게 변형될 수 있다. 혹시라도 단백질에 변형이 일어나면 중요한 기능을 잃어 큰 문제가 발생할 수 있다. 높은 온도에서는 단백질의 삼차구조에 큰 변화가 일어나고 뒤엉켜 모든 기능을 완전히 잃게 된다. 생명체가 뜨거운 온도에서 견디지 못하는 것은 단백질의 삼차구조가 높은 온도에서 쉽게 파괴

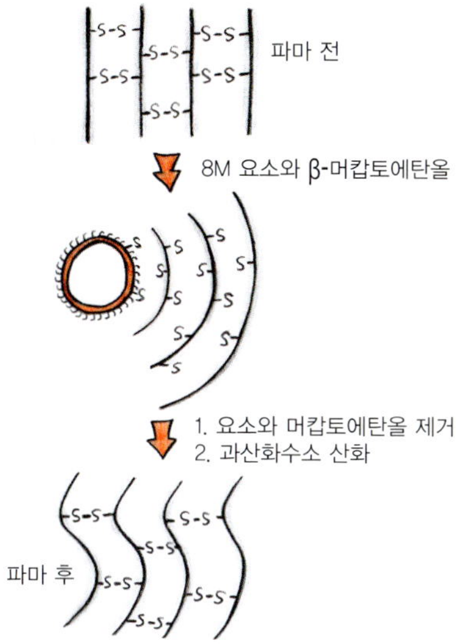

●그림 3–5. "파마"는 머리카락 사이의 이황화 결합(–S–S–)을 파괴했다가 구부러진 상태로 다시 결합시켜 영구적으로 머리카락이 구부러지도록 만드는 기술이다.

되기 때문이다. 강한 산이나 알칼리, 중금속, 그리고 반응성 화학물질 역시 단백질의 구조를 크게 변형시키고 그 기능을 잃게 하므로 단백질을 손상시키는 유해인자, 즉 열이나, 강한 산, 계면활성제, 중금속 등에 항상 주의를 기울여야 한다.

같은 원리로, 음식물로 섭취한 대부분의 외부 효소는 위 속의 강한 산성 때문에 삼차구조가 변성되고, 단백질 가수분해효소인 펩신에 의해 분해되므로 기능을 거의 상실한다. 분해된 단백질 효소는 장에서 단위 아미노산으로 분해되어 장 내부에 흡수된다. 효소를 음식물로 섭취할 때 별다른 효과를 기대할 수 없는 이유가 바로 이러한 단백질의 불안정성 때문이다.

4장

효소는 어떻게 촉매 기능을 수행할까?

앞 장에서 효소는 생명의 원동력이고, 효소에 이상이 생기면 질병이 유발된다고 이야기했다. 또 효소 기능의 쇠퇴는 노화의 원인이 되기도 하며, 중요한 효소의 기능이 정지되면 사람이 사망에 이르게 된다고 소개했다. 이번 장에서는 효소 촉매의 능력이 어느 정도이며, 또 어떤 방법으로 촉매 기능을 수행하는지 효소의 단백질 구조와 기능의 관계를 설명해보려고 한다. 생명의 원천인 효소에 대한 깊은 이해는 건강하게 장수를 누리는 데 가장 필요하고 유익한 지식이 될 것이다.

신기하고 놀라운 효소의 힘

"효소는 상상을 초월한 능력을 가지는 촉매이다." 저자는 효소의 능력이 별로 좋지 않을 경우를 가끔 상상해본다. 이미 언급한 바와 같이 간에서 술을 분해하는 과정은 물론, 상처가 났을 때 출혈이 순식간에 멈추게 되는 과정, 매일 먹는 음식물의 소화 흡수 과정 등, 모두가 효소의 탁월한 능력 때문에 가능하다. 결국 이렇게 효소들이 신속하게 반응을 촉매하기 때문에 생명체가 생존할 수 있는 것이다.

효소는 화학적으로 대단히 어려운 반응을 보통의 온화한 조건에서 수행한다. 우리가 중고등학교 시절에 배운 "질소의 고정"은 콩과 식물의 뿌리 혹 박테리아에 의해서 공기 중의 질소원자가 암모니아로 바뀌는 과정이다. 이때 박테리아는 질소를 고정하는 효소(나이트로지나아제 등)를 이용해, 상온의 중성 pH 환경임에도 막대한 양의 질소를 암모니아로 쉽게 바꿀 수가 있다. 사람은 식물이나 초식동물을 음식물로 섭취하기 때문에 질소 원자가 포함된 아미노산이나 핵산을 체내에 공급해 생명 유지에 필수적인 다양한 물질을 만든다. 그러나 암모니아를 제조하는 공장에서 공기 중의 질소를 암모니아로 고정시키는 공정은, 400~600℃의 온도와 100~900기압의 대단히 힘든 조건에서야 가능하다.

우리 몸속에서 위나 장은 음식물의 분해반응이 가장 강력하게 일어나는 곳이다. 우리는 매일 여러 종류의 음식물을 섭취하지만, 소화기관의 효소가 작용함으로써 하루 사이에 대부분을 분해해 영양분을 우리 몸속으로 흡수한다. 효소의 능력을 나타내는 다른 하나의 좋은 예로, 단백질인 살코기 600그램을 가수분해시켜 각각의 아미노산으로 바꾸기 위해서는 강한 염산 용액 속에서 110℃로 24시간 정도 가열해야만 가능하다. 그러나 돼지의 췌장에서 얻은 펩신이라는 효소 1밀리그램(1/1000그램)을 사용하면, 섭씨 38℃ 그리고 산성인 pH 2~4에서 한 시간 반 동안에 모두 아미노산으로 분해시킬 수 있다.

가정에서도 효소를 이용해 단백질을 분해하는 실험을 해볼 수 있다. 좀 질긴 소고기의 육질을 연하게 하고 싶을 때 키위의 즙을 조금 넣어 냉장고에 일정시간 보관하면, 키위 속 단백질 분해효소가 효과적인 연육제 기능을 한다. 예전에 저자는 자주 가던 불고기 식당에서 후식으로 항상 배를 주기에, 배 속에 단백질 분해효소가 들어 있어 고기를 소화시키는 데 큰 도움을 주는 줄 알고 있었다. 그러나 저자가 연구실에서 배에 들어 있는 효소를 실제로 확인해본 결과, 의외로 단백질 분해효소가 거의 없음을 알게 되었다. 배보다는 키위나 파파야에 많은 양의 단백질 분해효소가 있어서 연육제로 사용하기 좋다. 다만 소량의 키위 즙을 고기에 뿌려서 냉장고에 잠깐 두어야지, 너무 많이, 오래 두면 고기가 너무 연해져 먹지 못하게 될 수도 있으니 조심해야 한다.

효소의 또 다른 중요한 특징 중 하나는 "효소는 특수한 반응물에만 선별적으로 촉매 작용을 한다"는 점이다. 그래서 지구상에 존재하는 모든 생물체는 각자 가지고 있는 특수한 효소에 의해 특수한 물질을 얻을 수 있다. 어떤 약초는 특별한 효소의 도움으로 독특한 효능을 가진 물질을 만들어낸다. 이는 각 효소가 특정 반응물질에만 높은 선택성을 가지고 반응에 참여하기 때문에 가능하다. 대단히 어려운 화학반응도 효소를 사용하면 쉽게 일어날 수 있기 때문에, 효소를 사용해 특수한 약물이나 희귀한 물질을 얻으려는 연구가 최근 많이 진행되고 있다. 어떤 단백질 분해효소는 에이즈 바이러스의 감염이나 암세포의 전이 등에도 관여하고 있으므로, 이러한 효소의 특징적인 반응을 이해함으로써 훌륭한 치료제를 개발할 수도 있다.

효소를 이용해 복잡한 자연물을 합성하는 연구는 앞으로 유망한 정밀화학합성의 한 분야가 될 것으로 기대된다. "택솔"이라는 물질은 주목나무

껍질 안쪽에 기생하는 바이러스가 가진 효능이 뛰어난 화합물인데, 최근 유방암 치료제로 주목받고 있다. 그 화학구조가 대단히 복잡해 아직 연구실에서 완전하게 합성하는 것이 불가능하기 때문에 특수한 효소를 이용해 중간 단계에서부터 합성하고 있다고 한다. 화학적인 방법을 사용하면 만들기 어려운 희귀 물질의 합성도, 효소를 이용한 제조 방법을 통해 가능해진다.

효소는 생명체 내부에서 생명을 유지하게 하는 근본 물질이기도 하지만, 생명체 외부에서도 꼭 필요한 존재이다. 만약 그동안 지구상에 살았던 모든 식물이나 동물이 죽은 다음 전혀 부패하지 않고 남아 있다면 생태계에 극심한 혼란이 일어났을 것이다. 오랜 기간 미생물은 자신이 가지고 있는 효소를 사용해, 동·식물 사체의 단백질이나 모든 성분을 거의 완전히 분해한다. 널리 알려진 바와 같이 지금 우리가 사용하고 있는 화석 연료는 오랜 기간 분해된 생물의 사체가 모여 만들어진 것이다.

효소는 어떤 모양을 가지며 어떻게 기능을 수행할까?

효소는 어떤 방법으로 신속하게 반응을 수행할 수 있을까? 이미 앞 장에서 소개한 것처럼, 세포 속에서 대부분의 효소는 기능을 수행하기 위해 독특한 입체 모양을 가진다. 효소의 독특한 모양은 반응하는 두 물질을 서로 접근시키거나, 반응하기 좋은 환경을 만드는 데 반드시 필요하다. 보통 화학 반응의 속도는 반응물끼리 서로 접촉하는 기회가 많을수록 빨라진다. 효소의 입체구조는 이러한 기능을 할 수 있도록 만들어졌다. 효소의 이러한 기능을 결혼중개사(커플 매니저)의 역할로 설명해볼 수 있다. 일생 한 번도 만나

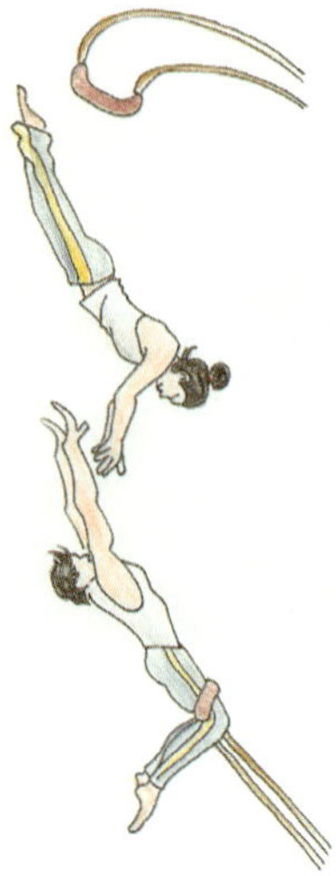

● 그림 4-1. 반응의 속도를 빠르게 하기 위해 반응에 관여하는 두 물질을 서로 접근시키는 작용이 효소의 활성부위에서 이루어진다.

보지 못했던 한 쌍의 남녀가 중매인의 소개로 맞선을 보는 것은 마치 효소가 반응해야 할 두 물질을 서로 근접시키는 상황(근접효과라고 함)과 비슷하다(그림 4-1). 결혼은 일생의 중대사이기 때문에 쉽사리 결정하기 힘들고, 성사되기 위해 결혼중개사의 노력이 절실히 필요하다. 물질이 만들어지는 과정에서도 두 물질이 단순히 접근하는 것으로는 반응이 일어나지 않고, 반응하기 좋도록 반응물이 적절히 놓여야 반응이 신속하게 일어난다. 효소 연구자들은 이러한 과정을 "배향효과"라고 한다. 이는 결혼중개사가 상대방의 여러 좋은 조건들을 제시하고 설득해, 마음을 움직이게 하는 과정에 해당한다. 이러한 과정을 거쳐 결혼이 성사되면, 마침내 일생을 함께하는 부부(화합체)가 된다. 결혼이 빨리 성사되도록 돕는 결혼중개사와 마찬가지로, 효소 촉매는 생체 내부에서 반응을 신속하게 하는 여러 기능을 수행해 생명체가 생존하는 데 필요한 여러 물질을 신속하게 만들고, 이를 통해 생명을 유지하도록 해준다.

에너지의 측면에서 보면, 효소가 빠른 반응을 이끌어내는 현상은 산에 터널을 만들어 자동차의 이동 속도를 빠르게 하는 현상과 비슷하다. 저자의 젊은 시절, 서울에서 강릉까지는 영동고속도로가 만들어지기 이전이라 높은 대관령 고갯길을 꾸불꾸불 돌아가는 장시간의 여정이었다. 지금은 영동고속도로가 개통되고 도로를 평지에서처럼 달릴 수 있도록 터널을 여러 개 뚫어서 훨씬 빠른 속도로 오갈 수 있게 되었다. 이와 마찬가지로 화

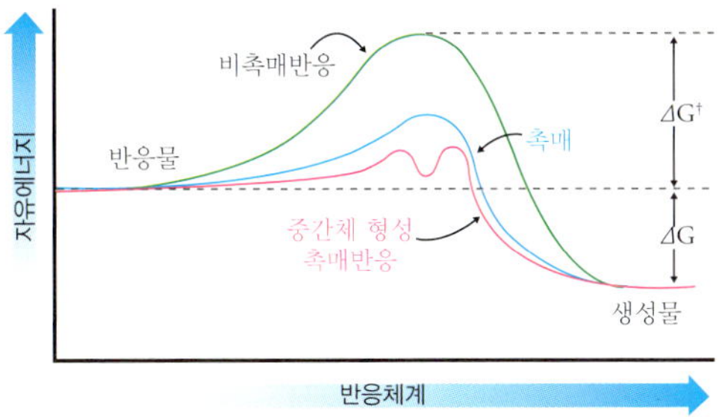

● 그림 4-2. 효소는 반응하는 물질의 들뜬 에너지 상태를 중간물질의 형성을 통해 훨씬 낮춤으로써 반응이 빨리 진행되도록 한다.

학반응이 일어나려면 반응물을 보통의 상태보다는 높은 들뜬 에너지 상태로 만들어주어야 하는데, 효소 촉매는 반응물의 활성화 에너지를 훨씬 낮추어 반응이 신속하게 일어날 수 있도록 한다(그림 4-2). 여기서 한 가지 반드시 기억해 두어야 할 것은, 효소는 반응을 빠르게만 할 뿐, 반응이 불가능한 것을 가능하게 하지는 못한다는 점이다.

효소 촉매 내부에서는 어떤 일들이 일어날까? 효소단백질 내부에 반응하는 물질이 들어와 실제로 촉매 기능을 수행하는 "활성부위"가 있다. 만약 효소의 활성부위에 반응하는 특정한 물질이 들어오면, 반응하는 물질을 절단하거나 접착시킬 때 움직이지 못하도록 일시적으로 반응물을 고정시켜야 한다. 그런 다음 전자의 이동을 통해 결합을 약화시키고, 절단하거나 연결하는 방법으로 새로운 물질을 만든다. 그래서 효소의 입체적인 구조는 생체화학반응에서 촉매 작용을 수행하는 데 대단히 중요하다. 효소 내부의 활성부위는, 대장간에서 쇠붙이를 절단할 때 양쪽에서 붙잡아주는 것 같은 역할을 한다. 활성부위에서는 반응하는 물질을 고정하는 동시에 활성부위 내부의 아미노산이 전자의 이동을 도와 화학결합을 절단하거나, 또는 새로

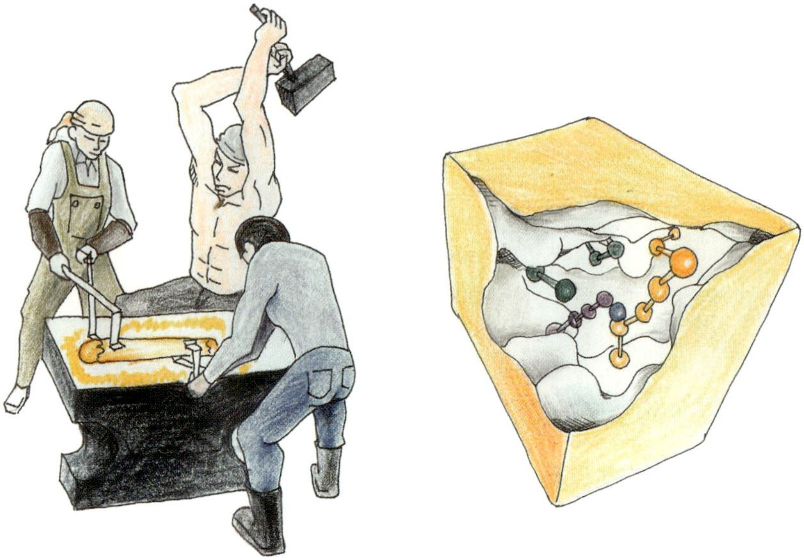

● 그림 4-3. 대장간에서 쇠를 다룰 때 양쪽을 잡아주는 것처럼, 효소는 반응하는 두 물질을 일시적으로 효소 활성 부위에 고정시킨다.

운 결합으로 서로 접합시키는 일을 할 수 있다(그림 4-3).

일반적으로 화학실험실에서 사용되는 촉매들은 활성의 조절이 거의 불가능하다. 그러나 생체촉매인 효소는 활성을 조절할 수 있는 것이 중요한 특징 중 하나이다. 세포에서 효소의 활성을 조절하기 위해 방해물질을 통해 효소의 활성을 직접 조절하는 방법이 많이 사용된다. 신진대사 과정에서 필요한 양 이상의 물질이 만들어지지 않도록 최종적으로 생성된 물질이 반응 초기 효소의 기능을 방해함으로써 효소의 활성을 조절한다. 현명한 주부가 집안에서 필요한 물건의 수량을 조절해 구매하듯, 생체 내부에서도 어떤 물질이 너무 많이 만들어지면 생성되는 양을 조절하게 된다. 효소단백질의 활성부위나 조절부위에 최종 생성물질이 경쟁적으로 부착되어 효소의 기능을 정지시킨다. 생물체 내부에서 외부 조건의 변화나 세포 내부의 필요에 따라 여러 물질을 만들거나 분해하는 과정에서 효소 자체의 활성을 적절히 조절함으로써 생명 유지에 필요한 물질의 공급을 원활하게 한다.

세포에서 효소의 양은 필요에 따라 효소를 만드는 유전자의 전사 단계(DNA의 정보에 따라 전령 RNA가 만들어지는 과정)에서 조절된다. 인류 발달 초기, 사람은 필수 아미노산이나 비타민을 스스로 만들어 사용했다. 그러나 매일 필수 아미노산이나 비타민을 식품으로 섭취하게 되자 그 이상 만들 필요가 없게 되었고, 결국 사람의 필수 아미노산이나 비타민을 만드는 유전자들이 퇴화되어 반응에 참여하는 효소를 더 이상 만들지 못하게 된 것으로 보인다. 어릴 때는 우유를 쉽게 소화시키지만, 성장하면서 우유를 잘 먹지 않게 되면 우유를 분해하는 효소(락타아제)의 유전자가 더 이상 효소를 만들지 못하게 된다. 그래서 우유를 계속 마시지 않는 어른들은 우유를 소화하기 힘든 것이다. 그러나 성장 후에도 계속 우유를 마시는 서양 사람들은 나이에 상관없이 우유의 소화에 전혀 문제가 없다.

생명체에서 효소 촉매가 원활한 기능을 수행하기 위해서는 몇 가지 중요한 조건이 갖추어져야 한다. 효소가 최대의 활성을 갖기 위해 반응과정에 적절한 온도를 유지하는 것이 필수적인데, 여러 다른 생물체의 효소는 각기 다른 적정온도를 가진다. 온천지역에서 자라는 박테리아가 가지고 있는 효소는 거의 물이 끓는 높은 온도에서도 활성을 나타낸다. 사람의 경우, 일반적으로 체온보다 약간 높은 온도에서 가장 높은 효소활성을 나타낸다. 아랫배를 차게 하면 소화가 잘 안 되는 것은 효소가 낮은 온도에서 제대로 기능하지 못하기 때문이며, 반대로 배를 따뜻하게 하면 효소의 기

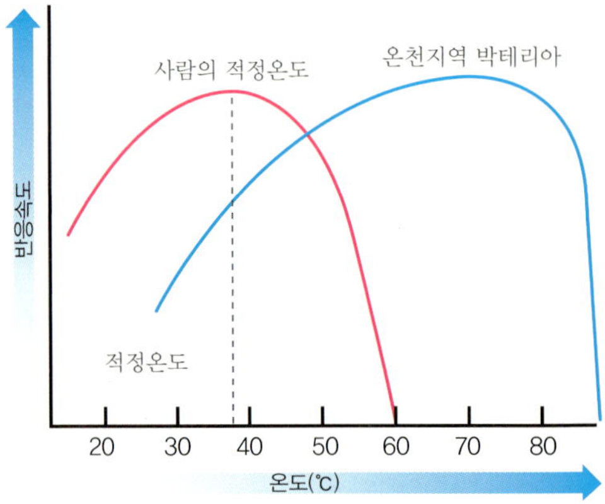

● 그림 4-4. 효소가 최적의 활성을 나타내는 적정한 온도가 정해져 있다. 사람의 효소는 대부분 체온보다 약간 높은 온도에서 최고의 활성을 나타낸다. 온천지역에서 자라는 박테리아의 효소들은 거의 섭씨 70~80도가 최적의 활성 온도이다.

능이 활발해진다(그림 4-4).

효소 기능에 필요한 또 다른 조건으로, 적절한 수소이온농도(pH)가 유지되어야 한다. 예를 들어 "펩신"이라는 효소는 위 속의 강한 산성 pH에서 단백질의 일부를 분해시키며, 이렇게 소화되기 쉽게 만들어진 음식물은 소장으로 옮겨진다. 우리가 음식물로 섭취한 효소나 다른 단백질은 대부분 이 과정에서 그 기능이 상실되거나 파괴된다. 또 소장에 있는 여러 단백질, 탄수화물 및 지질 분해효소들은 대부분 중성 pH에서 작용한다. 혹시 효소의 작용에 적절한 pH가 되지 않으면 음식물의 분해가 어려워 소화불량이 일어나게 된다. 사람 혈액의 pH는 중성인데, 미세한 변동도 치명적일 수 있다.

실제 생활에서 효소와 질병과의 관계

효소가 실제로 우리 체내에서 수행하는 일을 살펴보면, 일일이 설명할 수 없을 정도로 복잡하고 다양하다. 효소의 기능이 잘못되어 특정 물질이 분해되지 못하거나, 조절 능력의 부족으로 특정 물질이 축적되면, 질병을 유발하는 근본적인 원인이 된다. 유전병, 암 등의 질병도 발생 원인을 추적해보면 대부분 효소와 관련되어 있다. 우리 신체가 외부 바이러스에 의한 공격을 방어하거나, 간에서 독성물질을 해독시키는 과정에도 효소가 관여한다.

효소의 우수한 촉매 능력은 우리 실제 생활에서도 자주 활용된다. 설탕의 제조공정이나, 포도주나 맥주의 투명도 향상, 인공감미료의 제조, 그리고 감자 전분의 발효에 의한 소주의 제조 등 수많은 곳에서 효소를 사용한다. 페니실린 등의 항생제나 약품을 제조하는 경우에도 박테리아의 효소를 이용해 만들고 있다.

병원에서 환자의 병리적인 증상이나, 병세의 확인, 치료 과정 진전의 관찰, 수술 후 회복의 정도 등을 효소의 활성을 측정해 알아볼 수 있다. 혈청에서 효소 활성을 측정해 간 조직의 손상이나 심장혈관의 파괴 정도를 알아본다. 건강 검진표를 살펴보면, 간이 바이러스나 독성물질에 의해 파괴됐을 때 GOT(글루탐산 피류브산 아미노 이동효소)와 GPT(글루탐산 피류브산 아미노 이동효소)라는 효소를 측정해 간 조직의 손상 정도를 알아본다. 또 심장혈관이 파괴됐을 때 골격근육의 크레아틴 인산화효소는 평소보다 50,000배나 증폭되어 나타나므로 진단에 활용된다. 어떤 암세포의 발생 여부, 암의 진전 상태, 또는 알코올 중독 증상을 알아보는 데에도 효소가 이용된다. 에이즈 바이러스의 감염 여부 확인도 효소의 측정으로 가능하다. 질병을 치료하는 과정에서 효소 활성 정도를 측정해 수술하지 않고도 체내의 병세를 미리 알아볼 수 있기 때문에 우리의 건강관리에 큰 도움이 된다.

효소가 실제 치료제로 사용되는 경우도 있다. 척추 사이에 근육이 자라 나타나는 요통의 치료에는, 파인애플에서 얻은 단백질 분해효소 파파인을 주사해 단백질을 분해시켜 녹여내는 방법이 사용되기도 한다. 소변에서 얻는 유로키나아제라는 효소는 혈액이 응고된 환자의 혈관에 주사해 응고된 혈액을 녹이는 치료제로 사용되기도 한다. 유전적으로 아미노산의 분해효소가 결핍되어 아미노산이 축적됨으로써 발생하는 정신장애를 치료하기 위해 효소를 혈관에 직접 주입하는 방법도 사용된다. 이러한 선천적인 유전병의 경우, 효소를 만드는 유전자를 주입하는 유전자 치료법이 개발되고 있어 앞으로 근본적인 치료가 가능하게 될 것이다.

기초 생명과학 연구자들은 특정 질병의 원인 물질을 밝혀내고, 이에 관여하는 효소의 기능을 억제하는 치료제를 개발하고 있다. 혈액암 치료제인 "글리벡"은 세포 성장의 신호전달체계 효소 중 하나인 단백질 인산화효소의 기능을 억제하는 물질로부터 개발되었다. 이 약품은 암세포의 성장억제에 대단히 효과가 좋은 약품으로 알려졌다. 폐암의 치료제인 "이레사"도 효소의 기능을 억제하는 물질이다.

발기부전 치료제인 비아그라는 치료제가 효소의 기능의 조절과 밀접하게 관련되어 있음을 보여주는 더 좋은 예이다. 근육을 이완시키는 경로에 우리 신체에서 가장 간단한 기체분자이면서 신호를 전달하는 물질인 산화질소(NO)가 관여한다. 이 신호물질은 구아닐산 고리화효소를 활성화시켜 cGMP(고리화 구아노신 일인산)라는 물질의 양을 증가시킨다. 이때 증가된 cGMP는 근육을 이완시켜 혈액의 이동을 쉽도록 한다. 이 과정에서 인산다이에스텔화효소5가 증가된 cGMP의 양을 감소시켜 곧 근육 이완 능력을 상실케 한다. 비아그라(실데나필 구연산염)는 인산다이에스텔화효소5의 기능을 방해해 cGMP의 농도를 일정하게 계속 유지하도록 해준다. 일정하게 유지되는 cGMP가 혈액이 계속 이동하도록 도와주어 약효를 나타내는 것이다(그림 4-5). 저자는 이 획기적인 약품의 개발이 우리나라 생태계 보존에 크게 기여한 것으로 평가한다. 그동안 근거 없이 정력에 좋다고 해서 피해를 본 뱀이나 개구리들을 보호하도록 했으니, 생명과학 연구의 결과는 여러 측면에서 큰 혜택을 주고 있는 셈이 아닌가?

이렇게 생체에서 나타나는 효소 조절의 원리를 이용하면, 대사 과정의 잘못으로 발생하는 질병을 치유하는 약을 개발하는 데 큰 도움이 된다. 그래서 질병의 원인이 되는 특정 효소의 방해물질을 실험실에서 합성하거나 박테리아나 식물에서 추출해 치료약으로 사용하고 있다. 인간의 지적 능력은 대단히 뛰어나서 우리 신체 내부의 여러 메커니즘을 밝혀내고 조정

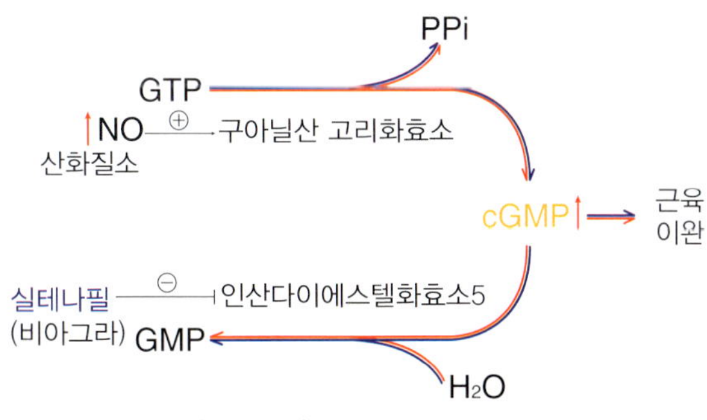

● 그림 4-5. 뇌에서 보낸 신호인 NO(산화질소)의 양이 증가하면, 효소, 구아닐산 고리화효소의 활성이 증가되어 많은 cGMP가 만들어진다. 이때 cGMP는 근육을 이완시켜 혈액이 한 곳에 모이도록 한다. 인산다이에스텔화효소5는 cGMP를 소멸시키는 기능을 하는데, 비아그라는 효소의 활성을 억제해 cGMP가 감소하지 않고 일정한 양을 유지하게 함으로써 약리작용을 하게 된다.

해 질병의 위협에서 점차 벗어나고 있다. 오랜 시간 기초 학문의 연구자이자 교수로서 많은 후학을 만나고 지도했던 저자는 비록 자원은 부족하지만 우수한 두뇌를 많이 가진 우리나라가 앞으로 이러한 생명과학 연구를 통해 많은 수익을 창출할 수 있는 진단, 치료, 그리고 건강의 유지 등에 관련된 우수한 제품을 개발하고 집중 육성함으로써 세계 시장을 선도했으면 하는 바람이다.

앞으로 효소 연구는 질병 치료나 수명 연장은 물론, 아름다움과 젊음을 유지하게 하는 등 여러 역할을 할 것이다. 건강과 관련해서 뿐 아니라 환경오염을 개선하고 정밀한 탐지기 개발에 실마리가 됨으로써 우리가 겪고 있는 다양한 분야의 문제를 해결하는 데 큰 도움이 되리라 믿는다.

5장

비타민은 우리 몸속에서 무슨 일을 할까?

최근 각종 매체의 건강 기능 식품 광고나 수많은 건강 관련 강좌를 보면, 비타민을 필수 영양소로서 꼭 먹어야 하는 것으로 이야기하고 있다. 그러나 저자가 보기에 비타민이 무엇인지, 어떤 작용을 하는지, 왜 먹어야 하는지 정확하고 쉽게 설명해주는 글이나 프로그램은 거의 없는 듯하다. 대부분의 사람은 초 · 중등학교에서 배운 것처럼 비타민이 모자라면 구루병, 각기병, 야맹증 등의 증상이 나타난다고 아는 정도이다.

사실 비타민은 우리 몸속에서 생존에 필요한 모든 현상에 관여하는 효소의 필수적인 보조물질이다. 체내에서 비타민이 오랫동안 결핍되면 생존에 필요한 생체에너지를 생산하는 반응이 모두 약화되어 결국에 심장이 멈추고 근육의 운동이 정지된다. 그 중요성이 하나둘 밝혀지면서 비타민은 우리에게 꼭 필요한 영양소로 주목받고 있으며, 비타민이 많이 함유된 채소, 비타민제, 비타민 음료 등이 날개 돋친 듯 팔려나가고 있다.

비타민의 발견

비타민은 사람이나 동물이 체내에서 스스로 만들지 못하기 때문에 매일 일정량을 식품으로 반드시 섭취해야 하는 간단한 유기화합물이다. 원래 인간은 비타민을 스스로 만들거나 소화기관에 정상적으로 살고 있는 박테리아에 의해서 얻을 수 있었다. 그러나 고등동물이 진화하면서 비타민을 음식물로부터 얻을 수 있게 된 이후부터는 스스로 합성할 필요가 없어져 그 기능이 퇴화한 것으로 보인다. 예를 들어 비타민 C(아스코르브산)는 현재 사람, 원숭이와 실험용 쥐만 필요로 하는 영양소이다. 이들의 진화 과정에서 아스코르브산 합성효소를 만드는 유전자들이 필요 없게 되어 점차 사라지고, 결국 비타민 C를 만들지 못하게 되었다.

생화학적으로 보면, 대부분의 수용성 비타민은 사람과 동물의 성장과 생명을 유지하기 위한 여러 과정, 즉 생체반응에서 촉매로 기능하는 효소의 필수적인 보조물질(보조효소, 코엔자임)로 작용한다. 1900년대 초 동물의 성장과 생명의 유지에 필수적인 성분은 탄수화물, 단백질, 지방질, 무기질, 물 등 다섯 가지라고만 알려져 있었다. 그러나 이 다섯 영양소만 함유된 사료를 동물에게 먹였을 때, 정상적인 성장이나 생명의 유지에 문제가 있음을 발견했다. 어째서 이러한 문제가 발생했는지 연구하는 과정에서 비타민이 미생물의 성장인자이며 동물의 영양소결핍증을 치유하는 화학물질임이 밝혀졌다.

1912년 폴란드의 화학자 풍크(Casimir Funk)는 쌀겨로부터 항각기의 효과를 나타내는 성분을 분리했는데, 이 물질이 아민(질소를 포함한 유기화합물)을 포함하고 있다고 해서 "생명력(vitality)을 나타내는 아민"의 의미로 "비타민(Vitamin)"이라고 부르게 되었다. 그 후 비타민(영어로는 "바이타민"이라고 발음함)은 발견 순서에 따라 알파벳의 대문자를 붙여 사용한다. 한편 비타민 K의 경우, 혈액의 응고에 필요한 성분이기 때문에 '응고'를 뜻하는 덴마크어, 독일어 단어의 앞 글자를 붙이게 되었다.

어떤 특정 음식물에 비타민이 많이 함유되었다고 섭취할 것을 권하는 경우가 있다. 사실 보통 사람이 음식물을 매끼 골고루 먹으면, 하루에 필요한 양의 비타민을 모두 섭취할 수 있다. 그러나 편식을 하거나 비만을 관리하기 위해 식단을 조절하는 사람은 반드시 비타민과 미네랄의 섭취에 유의해야 한다. 서양 사람들은 견과류와 우유를 매일 섭취하는데, 견과류에는 비타민이 가장 많이, 골고루 들어 있다. 또한 우유에는 하루에 필요한 양의 비타민이 모두 함유되어 있어 특히 성장기 어린이에게 완벽한 식품이다. 한편 우리가 챙겨먹는 종합 비타민의 라벨을 살펴보면 하루에 섭취해야 하는 권장량이 표시되어 있다. 음식물만으로는 충분한 양의 비타민을 얻지 못할 수 있어 모든 비타민의 일일 권장량을 결정하고 필요에 의해 보충하는 것이다(표 5-1). 그러나 비타민을 필요 이상으로 섭취할 경우, 대부분의 수용성 비타민은 배설되지만, 비수용성 비타민은 세포에 축적되므로 너무 많이 섭취하는 것은 오히려 해로울 수 있다.

약국이나 인터넷 쇼핑몰에서 비타민을 찾아보면 다양한 종류의 비타민을 선전하는 상품이 너무 많아 무엇을 어떻게 섭취하는 것이 좋을지 고민에 빠지게 된다. 임산부나 질병에서 회복 중인 사람은 고단위의 종합 비타민을 구입해 복용해야 한다. 그러나 성장하는 어린이나 노인들은 우유나

● 표 5-1. 비타민의 일일 섭취 권장량 및 비타민이 많은 식품

비타민명	일일 섭취량 1000kcal 에너지 당	결핍에서 오는 질병	함유 식품
지용성 비타민			
비타민 A	레티놀 2300IU, 카로틴 7000IU	야맹증, 눈 건조, 발육부진, 감염에 약함	우유, 토마토, 간, 시금치
비티민 D	성인 5μg, 임산부 10μg	구루병, 임산부, 노인 골연화증, 골다공증	버터, 간유, 버섯
비타민 E	10mg	사람은 결핍증 없음, 쥐 불임	밀, 콩기름, 간유, 시금치, 우유, 깨, 상추
비타민 K	장내 세균 합성	채액산성화, 심장부정맥, 저혈당	어패류, 달걀, 우유
수용성 비타민			
비타민 B_1	남 1.0mg, 여 1.3mg	각기병, 식욕감퇴, 피로, 심장질환, 신경장애	효모, 살코기, 콩, 견과류
비타민 B_2	남 1.6mg, 여 1.4mg	성장부진, 피부 건조	우유, 효모, 간, 녹황색 채소
비타민 B_3	남 17mg, 여 13mg	피부, 소화기관, 신경계 이상	육류, 생선, 과일, 곡류, 채소
비타민 B_5	11세 이상 4~6mg	피로, 무기력증	우유, 생선, 콩, 딸기
비타민 B_6	성인 1.5mg	소화흡수부전, 피부염증, 불면증	육류, 간, 쌀배아, 콩
비오틴	장내 세균 합성	피부습진, 지성피부, 탈모, 권태	효모, 치즈, 견과류, 연어
엽산	성인 250μg	무력감, 우울증, 성장부진, 체력 감소	효모, 시금치, 간, 콩, 오렌지주스
비타민 B_{12}	성인 2μg	악성빈혈, 피부 거칠어짐, 흥분, 우울증	조개류, 효모, 간, 우유

견과류의 섭취로 필요한 비타민을 충분히 공급할 수 있다. 보통 사람은 음식물을 골고루 섭취하고 채소와 과일을 많이 먹으면 특별히 비타민 결핍 현상이 나타나지 않는다. 하지만 편식 습관이 있거나 몸에 이상 증세가 나

타나면 의사와 상의해서 필요한 특정 비타민을 별도로 섭취하는 것이 바람직하다.

요즘 광고에서 외국산, 천연 비타민임을 강조하는 경우가 있는데, 비타민은 수요가 많아 오래 전부터 대부분 합성해 얻은 제품을 사용하고 있으며, 특별히 외국산이 아니어도 믿을만한 회사의 제품이면 기능에 문제가 없다고 본다.

비타민과 효소

우리 생명체에서 일어나는 모든 현상은 반드시 효소를 필요로 한다. 효소의 기능에 필수적인 비타민도 역시 생명의 유지와 성장에 없어서는 안 되는 필수 영양소이다. 효소를 보조하는 비타민은 체내에 흡수된 다음 간단한 변형 과정을 거쳐 보조효소(코엔자임)가 되며, 효소단백질 내부의 활성부위에 부착되어 촉매 작용에 직접 관여한다. 비타민이 반드시 있어야 기능하는 효소단백질을 "결손효소"라고 부르고, 비타민이 효소 내부에 들어 있어 촉매 기능이 가능한 효소를 "완전효소"라고 부른다(그림 5-1).

보조효소들은 효소의 활성부위에서 이루어지는 새로운 물질을 만드는 생체화학반응 과정에 원자(수소, 질소 등)나 간단한 몇 개 원자의 모임인 화학그룹(-메틸, 카복실그룹 등)을 첨가시켜 반응을 완성시킨다. 이때 보조효소는 반응이 가능하게 하는 가공 공정의 필수적인 보조 도구로서 마치 호미에 나무로 만들어진 호미 자루를 붙이는 것과 비슷하다. 보조효소는 효소단백질의 활성부위에 있는 아미노산의 가지사슬이 갖는 화학그룹들만으로 촉매반응을 모두 수행할 수 없기 때문에 비타민은 일부 효소 속에 포함

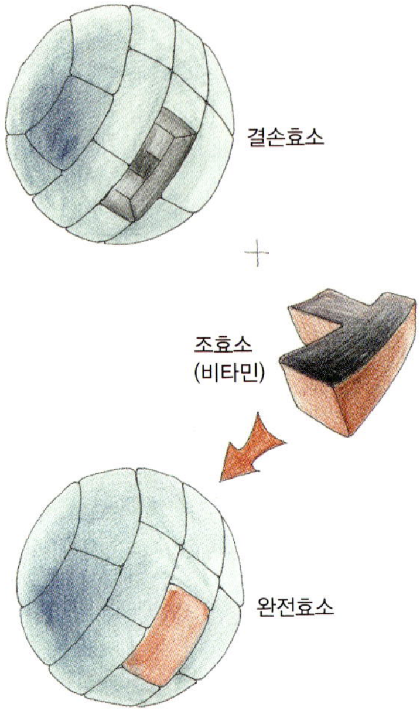

그림 5-1. 효소 활성부위와 조효소의 위치

되어 화학반응의 촉매 작용에 반드시 필요하다.

사람이 음식물로 섭취하는 수용성 비타민 중 비타민 B 복합체, 비타민 C, 비오틴, 엽산, 코발아민 등이 보조효소로 기능한다. 이들 보조효소는 생체반응에서 자신의 수소원자나 여러 그룹을 반응하는 물질에 이동시켜 물질을 산화 · 환원시키거나, 혹은 첨가해 새로운 물질을 만드는 과정에 참여한다. 다른 보조효소들은 자신이 아닌 다른 물질의 수소원자나 여러 화학그룹들을 반응하는 어떤 물질에 이동시켜 새로운 물질을 만들기도 한다(표 5-2). 반면 비타민 A, D 및 E와 같은 지용성 비타민은 비록 많은 고등동물의 영양분으로 소량이 반드시 필요하긴 하지만, 보조효소로는 기능하지 않는 것으로 밝혀졌다.

우리의 신진대사에 중요한 기능을 하는 여러 반응 중에, 에너지를 생산하는 대사 과정에서 포도당의 혐기성 반응으로 얻어진 3개 탄소의 피류브산이 2개 탄소의 아세틸 CoA로 탈탄산화하는 반응이 있다. 이 하나의 생체반응에 티아민(B_1), 라이보플라빈(B_2), 나이아신(B_3), 판토텐산(B_5) 이외에도 리포산 등의 비타민으로부터 얻은 모두 5개의 조효소(=보조효소)가 참여한다. 결국 비타민의 결핍은 우리에게 당장 필요한 에너지 공급에 큰 차질을 주게 되므로 매일 비타민을 반드시 섭취해야 하는 이유를 알 수 있다. 특히 비타민 B 복합체는 탄수화물이 분해되어 에너지를 생산하는 과정이나 우리 몸속에서 아미노산을 합성하거나 분해하는 과정 등 수많은 생체반응에 관여하는 효소의 작용에 필수적인 보조효소로 기능한다. 그래서 정상적인 생체대사반응을 위해 비타민 B 복합체를 반드시 섭취해야 한다.

표 5-2. 수용성 비타민으로서 보조효소로 기능하는 비타민

비타민	조효소	반응에서의 역할	관여하는 효소와 기능
티아민(B_1)	티아민피로인산 (TPP)	알데히드 이전 카복실그룹 제거	카복실화효소 (에너지 대사 과정 필수)
리보플라빈(B_2)	플라빈아데닌 다이뉴클레오타이드 (FAD)	수소수용체 또는 공여체	산화환원반응 (모든 에너지 생성 과정)
나이아신(B_3)	니코틴아데닌 다이뉴클레오타이드 (NAD)	수소수용체 또는 공여체	알코올 탈수소효소 (에너지 대사, 지방 핵산의 합성 과정)
판토텐산(B_5)	조효소A(CoA)	아실기 운반 아세틸 CoA	아실화 반응 (에너지 생성, 콜레스테롤, 적혈구 생성)
피리독신(B_6)	피리독살인산 (PLP)	아미노기의 공급	탈탄산효소 (아미노기 전이반응)
비오틴	비오틴 라이신 (바이오시틴)	CO_2 제거	카복실기전이효소 (에너지 생성, 항체 생성, 젖산 발효)
엽산	사수소엽산 (THF)	메틸기 전이 단일탄소 이전	메싸이오닌 합성효소 (핵산 합성, 적혈구 생성)
코발아민(B_{12})	5-데옥시아데닐 코발아민	메틸기 이전 분자 내 재배열	메싸이오닌 합성효소 (핵산 합성, 적혈구 생성)

비타민의 기능

뚜렷한 이유 없이 근력도 없고 식욕이 부진한 경우, 비타민 B_1의 결핍이 지속되어 나타나는 증상일 수 있다. 아마도 조효소의 결핍으로 원활한 에너지 대사에 문제가 있어, 생체에너지 ATP를 충분히 생산하지 못하기 때문인 것으로 보인다. 중년 남성의 만성피로, 정력이나 스트레스에 중요한 역할을 하는 것으로 알려진 비타민 B 복합체는 B_1(티아민), B_2(라이보플라빈), B_6(피리독신), 그리고 B_{12}(코발아민)등이 포함되어 있다.

요즘 수험생들은 만성피로에 시달리고 있다. 이는 적절한 비타민의 공급이 부족한 것이 주요 원인으로 보이는데, 과일, 특히 견과류나 효모를 섭취해 비타민을 항상 보충해주어야 한다. 특히 만성피로, 소화불량이나 스트레스에는 비타민 B 복합체가 풍부한 건조한 효모(약국에서 "이스트"로 판매)를 섭취하면 효과가 있다. 입안이 자주 헐거나, 손발톱의 모양이 까칠해지거나, 눈이 피로하고 시력이 나빠지는 것은 B_2(라이보플라빈)의 결핍 때문일 수도 있다.

티아민(B_1)이 결핍되면 "베리-베리"라고 알려진 병에 걸릴 수 있다. 건성 베리-베리병의 증상은 근육무력증, 체중감소, 신경염 등 중추신경계와 관련된다. 습성 베리-베리병의 증상은 부종이나 심장 기능의 장애 등으로 나타난다. 오랫동안 주된 에너지원으로 쌀을 도정해 먹은 아시아 지역에서 베리-베리병이 많이 나타나는 것으로 알려졌다. 티아민은 쌀눈에 들어 있으며, 도정 과정에서 대부분 손실된다. 그래서 평소에 현미나 잡곡밥을 먹는 것이 비타민 섭취 측면에서 바람직하다. 박테리아로부터 비타민 B_1을 제공받는 반추동물을 제외하고, 모든 동물은 음식물과 함께 티아민

(B_1)을 반드시 섭취해야 한다.

간에서 숙취 해소 기능을 하는 알코올 탈수소효소는 알코올을 산화해 아세트알데하이드로 만드는 과정에서 보조효소인 니코틴아마이드를 환원시켜 반응을 진행시킨다. 니코틴아마이드는 비타민인 나이아신(niacin, B_3)이 생화학적으로 활성화된 형태의 보조효소이다. 생체에서 일어나는 모든 대사 과정에 필요한 산화 · 환원반응에 여러 비타민이 조효소로 참여하고 있으며, 오랜 기간 결핍되면 기능의 결손이 축적되어 심각한 증세로 나타난다. 나이아신이 결핍된 사람에게는 빛을 쪼였을 때 통증을 느끼는 피부병, 검붉은 색의 혀, 소화불량과 장출혈 등 여러 증상이 나타난다.

비타민(B_9)인 엽산은 사수소엽산으로 환원되어 보조효소 기능을 한다. 사수소엽산의 중요한 역할은 한 개의 탄소 단위를 반응하는 물질에 제공해주는 운반체로 기능하는 것이다. 사수소엽산은 포르밀산 단위를 제공해야 하는 핵산의 합성이나 일부 아미노산의 생합성 과정에 반드시 필요하다. 엽산(B_9)은 병아리에게 영양 결핍성 빈혈을 일으키거나, 미생물의 특수 성장인자로 기능하는 영양소로 처음 발견되었다. 엽산은 시금치, 콩 등에 많이 들어 있다(표 5-1). 동물은 장내에서 박테리아가 만든 적은 양의 엽산을 공급받기도 한다.

엽산의 유도체는 정상적인 백혈구의 형성에 – 아직 잘 알려지지는 않았지만 – 중요한 역할을 하는 것으로 알려져 있나. 그래서 엽산을 빈혈예방제로 사용하기도 한다. 엽산이 부족하면 세포분열이 정상적으로 이루어지지 않아 머리카락이 빠지거나 변색되기 쉽다고 한다. 임신한 여성은 반드시 엽산을 섭취해야 하며, 탈모나 백발 형성의 예방 효과가 있어 중년 남성들에게도 좋다.

비타민 B_{12}는 비타민 중에서 그 화학구조가 가장 복잡해 값이 제일 비싸다. 동물의 간에서 얻어지는 비타민 B_{12}는 "싸이아노코발아민"이라고 하며, 효소에 치명적인 시안화이온(CN^-) 등의 화학그룹을 포함하고 있기도 한다. 비타민 B_{12}는 정교한 생체반응 과정에서 분자 내부의 화학그룹을 이동시키는 특수한 보조효소이다. B_{12}는 동물이나 미생물에서만 발견되고 식물에는 전혀 없다. 비타민 B_{12}는 초기에 심한 빈혈 증세의 예방 · 치료제로 사용되었으며, 소나 돼지의 생간을 통해 섭취할 수 있다.

피부의 노화나 미용에 관련된 비타민 C와, 비타민 E는 몸속의 대사 과정에서 생체 기능을 저하시키는 산화력 강한 활성산소의 생성을 억제하는 것으로 알려졌다. 비타민 C는 아미노산의 분해 과정에서 수소를 받아들이는 보조효소로 기능을 하고 있다. 사람의 피부, 연골조직을 구성하는 콜라겐을 만들 때 프롤린이라는 아미노산이 약간 변형되어야 하는데, 이 과정에 비타민 C가 보조효소로 반드시 필요하다. 만약 비타민 C가 결핍되면 정상적인 콜라겐의 합성이 어렵게 되고, 신체 전체에 있는 결합조직인 연골과 근육조직의 형성에 문제를 일으키거나, 주름살의 원인이 될 수도 있다. 한동안 비타민 C가 항암효과를 나타낸다고 해서 많이 섭취하도록 권하는 학자들이 있었으나 그다지 효과가 없음이 증명되었고, 다량의 섭취는 오히려 위장출혈을 유발할 수 있으니 주의해야 한다. 비타민 C를 많이 섭취하면 열병이나 감염에 저항하는 힘이 커진다는 연구 결과가 있기는 하다. 그러나 생화학적으로 그 기능을 생각해볼 때, 너무 많은 양의 비타민 C의 섭취는 우리 몸에 크게 이득이 되지 않으므로 적정량을 섭취하는 것이 좋다.

최근 화장품 광고에서도 자주 보게 되는 코엔자임 Q_{10}(CoQ_{10}, 코큐텐)은

제3세대 비타민으로 불리며 화장품의 노화억제 성분으로 사용된다. 이 비타민은 탄수화물 대사 중에 만들어지는 생체에너지, 즉 ATP의 생성에 관여하는 중요한 보조효소이다. 세포에 필요한 에너지를 생성하는 과정 중 하나인 전자전달의 기능을 가진 퀴논이라고 해서 "유비퀴논"으로 불리기도 한다.

코큐텐은 비타민 C처럼 항산화 작용을 하며, 에너지 소비가 가장 많은 심장과 뇌의 기능을 활발하게 해준다고 알려졌다. 그래서 코큐텐은 뇌혈관질환이나 심장질환의 치료제로 사용되기도 한다. 그 외에도 코큐텐은 잇몸과 치아 건강에도 작용하며, 다른 비타민과 함께 복용하면 기능을 향상시키는 역할도 한다. 또 코큐텐은 면역 기능을 향상시키고 당뇨병 치료에도 효과가 있으며, 체중을 감소시킨다. 사람은 코큐텐을 세포 내에서 합성하기도 하나, 25세 이후에 점차 생성량이 줄기 시작해 60대에서는 정상인의 50%밖에 만들지 못하는 것으로 알려져 있다.

한편 값비싼 화장품에 종종 포함된 노화억제(anti-aging)물질인 "카디오리핀(다이포스파티딜 글리세롤)"은 비타민은 아니지만 피부의 에너지를 생성하는 미토콘드리아 내부 막에 존재하는 물질이다. 화장품에 포함된 카디오리핀은 에너지 생산에 관여하는 단백질의 한 성분으로, 피부의 활성에 중요한 역할을 한다.

비타민 A는 지용성으로 배설되지 않고 체내에 저장된다. 그래서 비타민 A나 D를 과잉 섭취하면 축적되어 독성을 나타낸다. 비타민 A는 피부질환이나 피부 노화 방지에 효과가 있으며 부족하면 점액의 분비가 저하되고, 폐, 피부, 장 점막의 각질화가 일어난다. 눈의 점액질은 리소자임이라는 효소를 가지고 있어 오염물질을 제거하고 박테리아로부터 눈을 보호한다. 또 비타민 A는 망막의 간세포와 원추세포에서 어두운 곳과 밝은 곳의 시각 작용을 담당하는 중요한 기능을 한다(표 5-1).

비타민 D는 배아의 세포 분화 과정과 발달 과정에 관여하는 중요한 영양소이다. 비타민 D는 사람의 체내에서 합성이 가능하고, D_2는 식물성 식품 그리고 D_3는 동물성 식품으로부터 섭취한다. 특히 D_3(콜레칼시페롤)는 피부에 햇볕을 쪼이면 만들어진다. 최근 비타민 D는 유방암, 결장암, 전립선암의 발생을 억제하는 기능을 한다고 밝혀졌다. 극지방이나 일조량이 적은 지역에 사는 사람들은 비타민 D를 합성하도록 윗옷을 벗고 햇볕을 쪼이는 것을 가끔 볼 수 있다.

비타민 D는 뼈에 칼슘과 인을 축적시켜 정상적인 뼈를 형성하고 유지시키는 중요한 기능을 한다. 한편 뼈에 칼슘과 인이 부족해 골격이 석회화되지 못하면, 압력에 의해 뼈가 쉽게 굽는다. 골다공증은 중년기 이후 여성에게 주로 발생하는 병으로, 폐경기 이후 여성 호르몬, 에스트로겐의 분비가 줄고 비타민 D가 생성되지 못하면 나타난다. 골다공증에 걸리면 칼슘의 흡수율이 떨어지며 혈청의 칼슘 농도가 감소해 부갑상선 호르몬의 분비를 자극하고 뼈에서 칼슘이 유출되어 결과적으로 골밀도 값을 저하시킨다.

노화를 억제하는 항산화제로 알려진 비타민 E는 1922년에 에반과 비숍이 숫쥐에게 산패된 라드를 먹이는 실험에서 발견했다. 그들은 식물성 기름에 숫쥐의 생식에 필수적인 성분인, 토코페롤이 존재함을 발견했고, 그 후 슈어는 이 물질을 "비타민 E"라고 명명했다. 천연 토코페롤은 체내에서 지방산이나 중성 지방산과 함께 흡수되는데, 이때 지방산의 흡수에는 담즙이 꼭 필요하다. 비타민 E의 알려진 기능으로, 노화지연, 암 예방, 돌연변이 생성 억제, 운동 능력의 개선, 면역반응 증진 등이 있다. 생화학적으로 활성을 갖는 비타민 E는 체내에서 계속 순환하고 거의 소모되지 않기 때문에, 성인의 경우 비타민 E의 결핍증은 드물다.

피부를 구성하는 지질 이중 막에 존재하는 다가불포화지방산은 세포 내의 유리라디칼에 의해 쉽게 산화되고, 이것은 피부 노화의 큰 원인 중 하나이다. 알파-토코페롤은 이러한 산화 과정을 억제하고 반응성이 큰 불안정 상태의 유리라디칼을 제거하므로 세포막의 다가불포화지방산이 손상되는 것을 보호한다. 비타민 E는 환원제로 작용하기도 하는데, 자신이 산화되면서 다른 물질의 산화를 방지하기 때문에 산화제의 공격으로부터 다른 분자나 세포의 일부분을 보호한다.

피부 노화 현상의 직접적인 원인으로 유리라디칼과 활성산소가 관여한다. 생체 내에서 분자의 결합 중 하나가 절단되면서 전자쌍 중 한 개의 전자만 남으면, 반응성이 큰 불안정 "유리라디칼"이 만들어진다(그림 5-2). 반응성이 큰 유리라디칼은 아무 데나 작용해 세포에 불필요한 물질을 만들고, 결과적으로 피부 노화의 원인이 된다. 유리라디칼은 수분 내에 주위

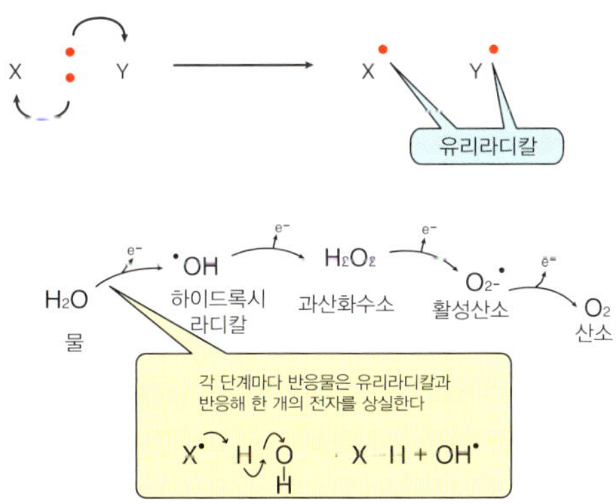

● 그림 5-2. 화학결합이 파괴될 때 원자가 전자를 하나씩 서로 나누어 얻어진 화학물질은 유리라디칼이 된다. 유리라디칼은 신체의 대부분을 차지하는 물에 반응성이 높은 활성산소를 만들게 된다.

에 수천 개의 라디칼을 생성하는 연쇄반응을 일으켜 결국 조직을 손상시키고, 세포의 여러 기능을 상실시킨다. 그래서 유리라디칼을 피부에서 제거하는 물질을 화장품에 사용해 피부 노화를 방지하려 한다.

비타민과 같은 일을 하는 필수 금속들

우리 몸의 여러 기관을 구성하고, 생명현상이 유지되도록 하는 생체 물질을 만드는 데는 탄소, 수소, 산소, 질소 등 6~7개의 원소가 필요하다. 또 생체반응에서 효소가 촉매 작용을 수행하기 위해 필수적으로 15개 정도의 금속 및 비금속 원소가 반드시 필요하다. 이러한 금속이온 중에는 비타민과 마찬가지로 효소단백질 내부에 들어 있어서 효소의 촉매 기능을 보조하는 것들이 있다. 이들을 가리켜 '미네랄'이라고 부르는데, 우리는 매일 소량의 미네랄을 여러 식품을 통해 반드시 섭취해야 한다.

앞에서 언급한 바와 같이, 중년 이후 이유 없이 피곤하고 무기력해 특별한 질병이 없는데도 건강에 이상이 있는 것처럼 느껴질 때가 있는데, 이는 대부분 에너지 대사의 문제로 인해 나타나는 현상이다. 이러한 증상은 비타민과 무기질을 충분히 섭취해 해결할 수가 있다. 여러 신진대사 과정에서 효소의 기능을 수행하는 데 필수적인 비타민이나 금속이온(미네랄)이 부족하면, 효소의 기능이 저하되고 에너지와 여러 물질을 제조하거나 분해하는 데 문제가 발생한다. 이것이 결국 뚜렷한 원인을 알 수 없는 무기력증이나 피로의 현상으로 나타나는 것이다.

사람의 몸속에 있는 각종 효소가 완벽한 최상의 상태로 기능해야 건강한 상태를 유지하는데, 이때 완전한 효소는 필요한 에너지를 공급하거나, 피로 유발물질을 신속하게 제거해 외부 바이러스나 박테리아의 침입에 저항하는 면역 기능을 정상으로 가동시키는 역할을 한다. 완벽한 효소는 외부 바이러스나 박테리아의 침입에 저항하는 면역 기능을 정상으로 가동시키고, 건강한 신체를 유지하게 해준다. 결과적으로 효소가 기능하는 데 필수적인 비타민이나 미네랄 등의 부족은 만성피로, 식욕부진, 또는 무기력 등의 증상으로 나타나는 것이다.

우리 몸속에서 다량 소요되는 필수 무기질로는 인, 마그네슘, 칼슘, 황, 소듐, 포타슘 그리고 염소 등이 있다. 바닷물 속 소금과 함께 섭취하게 되는 마그네슘(Mg^{++})은 우리 몸에서 에너지의 화폐단위인 ATP를 사용하는 모든 효소의 기능에 반드시 필요한 비금속 원소이다. 또 우리가 건강을 유지하는 데 필수적인 무기질로서 극미량만을 필요로 하는 것으로 철, 아연, 구리, 요오드, 불소, 셀레늄, 망간, 크롬, 그리고 몰리브덴 등이 있다. 이들 금속원소는 효소단백질 기능에 반드시 필요하다. 금속인 철은 특히 임산부나 성장하는 어린이에게 필요한 성분으로, 피를 통해 산소를 운송하는 헤모글로빈의 기능에 필수적이며 부족하면 빈혈 증세가 나타난다. 특히 철이온은 헤모글로빈이 아닌 단백질에도 들어 있어 에너지를 만드는 산화 · 환원반응의 전사 전달 과정에서 중요한 기능을 수행하기도 한다. 한 제약회사는 철분이 체내에 잘 흡수되도록 말의 혈액에서 얻은 철을 포함한 "페레틴"이라는 난백실을 상품화해 임산부에게 판매하고 있다.

체내에서 기능하는 효소 중 200여 개가 아연을 포함한다. 아연은 이산화탄소의 운반에 관여하는 탄산탈수소효소, 젖산탈수소효소의 구성 성분이다. 또 전자가 결손되어 생기는 반응성 강한 유리라디칼을 제거해 세포의 노화를 방지하는 "수퍼옥사이드디스뮤타아제(SOD)"라는 효소의 기능에 필수적인 성분이기도 하다. SOD라는 이 효소는 아연 이외에도 망간, 구리 등을 포함한다. 한편, 사람에게 아연의 결핍은 성장부진, 왜소증, 그리고 생식기 부전증 등을 유발한다.

중금속으로 알려진 구리, 몰리브덴, 코발트 그리고 셀레늄 등도 우리의 생존에 극미량이 반드시 필요하다. 구리, 아연, 몰리브덴, 셀레늄 등은 특별한 효소의 기능에 도움을 준다. 셀레늄은 글루타티온 과산화물 분해효소의 기능인 항산화 작용에 꼭 필요한 금속으로, 비타민과 함께 세포막 손상을 방지하는 것으로 밝혀졌다. 코발트는 효소의 기능을 보조하는 비타민 B_{12}의 중요한 성분으로 잘 알려져 있다. 또 비금속인 요오드는 주로 갑상선에 존재하는 호르몬 성분으로, 결핍되면 갑산선종에 걸리거나 성장 발달을 저해한다. 여러 종류의 해조류를 다량 섭취하면 신체에 요오드를 충분히 공급할 수 있다.

6장

운동에 필요한 에너지는 어디서 오는가?

균형 있는 영양분을 섭취해 건강을 유지하는 것도 중요하지만, 지속적인 운동을 하는 생활습관이 있다면 더욱 건강한 신체를 유지할 수 있다. 규칙적인 운동으로 단련된 신체는 근육의 양이 증가하고, 기초대사량이 높아져 체지방을 에너지원으로 사용하므로 비만을 피할 수 있다. 한편 스포츠는 투지와 인내심, 경기 결과에 승복하는 페어플레이 정신을 길러주기 때문에 선진국에서는 스포츠를 특히 청소년에게 중요한 생활의 일부로 여긴다. 저자는 항상 학생들에게 달리기, 등산 또는 테니스 등 땀을 흘리는 규칙적인 운동을 해 평생 건강한 인생을 즐길 수 있도록 조언하곤 한다.

스포츠 과학의 측면에서 전문 운동선수뿐만 아니라 건강을 위해 운동을 계획하는 누구나 근육 운동의 메커니즘과 에너지 공급에 관여하는 신진대사를 잘 이해할 필요가 있으며 과학적인 영양설계를 통해 자신의 운동에 필요한 에너지를 적절히 공급해야 한다. 또 운동을 하는 동안 발생되는 육체적인 피로의 원인을 잘 이해하고, 가능한 짧은 시간 내에 이를 해소하는 자기 나름의 방법도 모색할 필요가 있다.

근육 운동의 메커니즘

저자는 오래 전부터 테니스를 취미로 즐기고 있는데, 이를 일생에서 가장 잘 선택한 일 중 하나라고 생각한다. 테니스는 격렬한 근육 운동이기 때문에 짧은 시간에 많은 운동효과를 낼 수 있고, 누구나 45세 이전에만 시작하면 80세 이상까지 가능한 운동이다. 운동이 격렬한 만큼 자동차가 고속도로를 상쾌하게 달리는 것처럼 혈액의 순환이 왕성해져 모세혈관에 붙은 찌꺼기를 말끔히 청소해준다. 빠르게 넘어오는 공을 힘껏 받아치는 과정에서 그동안 쌓인 스트레스도 해소된다.

우리의 근육 운동에 사용되는 주된 에너지를 포함한 화학분자를 아데노신 삼인산(ATP)이라고 한다. 이는 모든 생명체가 공통적으로 사용하는 에너지라고 해서 "생체에너지의 화폐단위"로 통용된다(그림 6-1). 생체에너지 ATP는 가수분해되면서 ADP로 변하는(ATP→ADP + Pi, 1mol은 자유에너지 -7300cal 발생) 과정에서 많은 에너지를 발생시켜 근육의 운동에너지는 물론, 체온의 유지와 다른 반응을 일으키는 추진력을 공급하는 중요한 생체분자이다. 우리 몸에서 필요한 모든 에너지는 탄수화물과 지

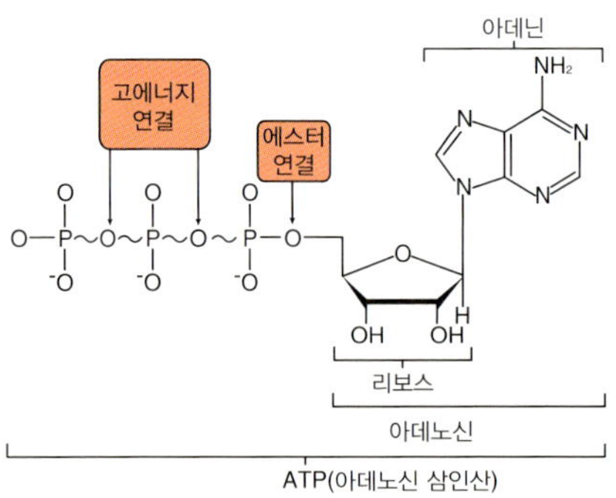

그림 6-1. 생체에너지 ATP의 화학구조

방질의 분해 과정에서 주로 공급되고, 단백질은 에너지 생산에 거의 관여하지 않는다.

사람들이 생리학 연구 초기에 가장 궁금해한 것은 "어떻게 근육의 운동이 일어나는가?"였다. 뼈를 둘러싸고 있는 골격근육세포는 다핵세포로서 수많은 근원섬유(근육을 구성하는 섬유)가 평행으로 정돈되어 뼈를 둘러싸고 포개져 있다. 현미경으로 근육세포의 단면을 보면 '두터운 띠'를 포함하고 있는데, 이런 모양의 띠는 굵은 미세근섬유와 가는 미세근섬유가 부분적으로 서로 겹쳐지기 때문에 나타나는 것이다.

골격근육에서 가장 초보적인 운동의 기능 단위를 '근섬유분절'이라 부른다. 근섬유분절('근절'이라고도 함)을 구성하는 굵은 미세근섬유를 '미오신'이라 부르고 가는 미세근섬유를 '악틴'이라 부른다. 여기서 굵은 미세근섬유 미오신은 장난감 기차를 움직이는 모터와 같은 역할을 하므로 "모터 미오신"이라 부르고, 기차(모터 미오신)가 움직이는 선로에 해당하는 가는 미세근섬유, 즉 악틴을 "궤도 악틴"으로 부른다. 근육의 수축과 이완 과정에서 섬유의 축을 따라 반복되는 두 섬유의 사이가 포개짐으로 인해 움직이는 '연결다리'가 만들어지고 또 부시진다(그림 6-2). 이는 마치 양손의 손가락을 벌린 채로 있을 때는 사이에 공간이 크게 만들어지나, 서로 깍지를 끼면 공간이 없이 꽉 맞물리는 모양의 "세로로 연결되는 다리"와 비슷하다. 근육이 수축하는 모습을 현미경으로 관찰한 결과, 운동의 기능 단위인 근섬유분절의 길이가 줄어들고 있음을 분명하게 확인했다.

다시 말해, 근육이 움직이는 원리는 모터 미오신과 궤도 악틴으로 이루어진 근육섬유가 마치 손가락을 깍지 끼우고 움직일 때처럼 서로 미끄

러져 길이에 변화를 일으키게 하는 것이다. 근육 운동에서 나오는 최대의 힘은 근육이 생성할 수 있는 세로 연결다리의 수와 관련되어 있다. 근육운동에서 두 모터 미오신과 궤도 악틴의 미세근섬유가 서로 거리를 좁힘으로 인해 수축이 일어난다. 한편 근육이 이완되면 모터 미오신 그리고 궤도 악틴의 포개지는 정도가 줄어들면서 길이가 늘어나고 세로 연결다리는 부서지며 긴장을 줄이게 된다(그림 6-2). 근육의 운동인 미끄러짐이 일어나기 위해 두 미세근섬유가 서로 포개져 세로 연결다리가 만들어지고 또 부서지는, '세로 연결다리의 회로'라 부르는 과정이 반복적으로 일어나야 한다. 모터 미오신의 모양을 살펴보면 마치 콩나물 모양처럼 두 개의 머리가 긴 줄기에 연결된 상태의 구조이다(그림 6-3). 머리 부분의 단백질 조각에 생체

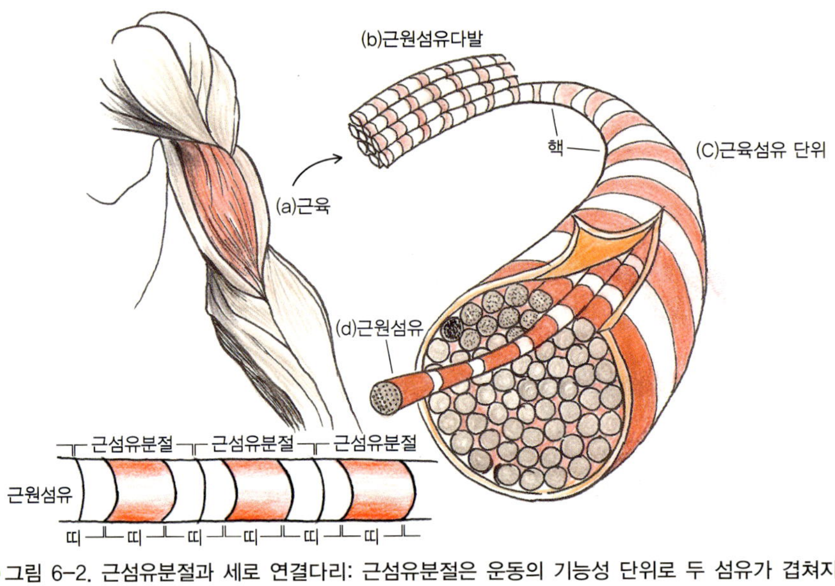

● 그림 6-2. 근섬유분절과 세로 연결다리: 근섬유분절은 운동의 기능성 단위로 두 섬유가 겹쳐지는 부위는 진한 색깔이고 서로 떨어지게 되면 연한 색깔이 된다. 근육의 수축 이완은 모터 미오신과 궤도 악틴 미세근섬유가 포개져 얻어지는 세로 연결다리의 생성과 파괴의 연속으로 가능하다. 모터 미오신은 궤도 악틴을 따라 움직인다.

에너지 ATP가 붙게 되면 ATP의 에너지에 의해 구조의 변화가 유발되고, 구조의 변화를 통해 미오신의 머리가 궤도 악틴에 결합하는 정도의 차이가 움직임을 일으키게 된다. 그래서 미오신을 '분자 모터 단백질'이라고 부른다. 모터 미오신 콩나물의 갈라진 두 머리 부분(S1) 단백질은 물 위를 헤엄치는 팔에 해당하며 궤도 악틴 섬유 통로를 왕복해 운동이 이루어진다. 마치 수영장에서 각 레인 사이를 헤엄치는 모습을 떠올릴 수 있다. 이때 ATP 분자가 가지는 화학 에너지는 생리적인 운동에너지로서 운동의 추진력이 된다. 결국 지속적인 근육의 움직임은 궤도 악틴 섬유에 대한 모터 미오신의 강한 친화력이 약한 친화력으로 바뀌면서 결합, 끌어당기기, 그리고 풀어놓기를 반복함으로써 가능하다. 움직이는 모터 미오신이 통로로 기능하는 궤도 악틴 위를 지속적으로 왕복하는 상태가 바로 근육 운동이다(그림 6-3).

모터 미오신이 궤도 악틴 섬유에서 움직이는 거리는 대단히 짧지만, 수백 개의 모터 미오신 머리 단백질이 궤도 악틴 사이의 통로에서 미끄러지면서 만드는 세로 연결다리의 작용은 결국 장거리의 움직임으로 나타난다. 이때 운동의 기능 단위인 근섬유분절은 완전히 이완된 상태에서 완전히 수축된 상태로 신속하게 근육 사이의 거리를 늘리고 또 좁힌다. 많은 모터 미오신 머리가 짧은 시간 동안 독립적으로 궤도 악틴에 부착되어 움직이므로 한 개의 분자 모터로 낼 수 있는 속도보다 훨씬 큰 속도로 움직인다. 또 모터 미오신 머리와 꼬리 사이에 붙은 지렛대(S2)가 일종의 증폭기로 기능하는데, 지렛대의 길이는 이동하는 길이와 비례하며 이동하는 전체 속도에도 더 큰 영향을 준다. 이는 긴 팔을 가진 수영선수가 더 빠른 속도로 수영할 수 있는 이치와 비슷하다.

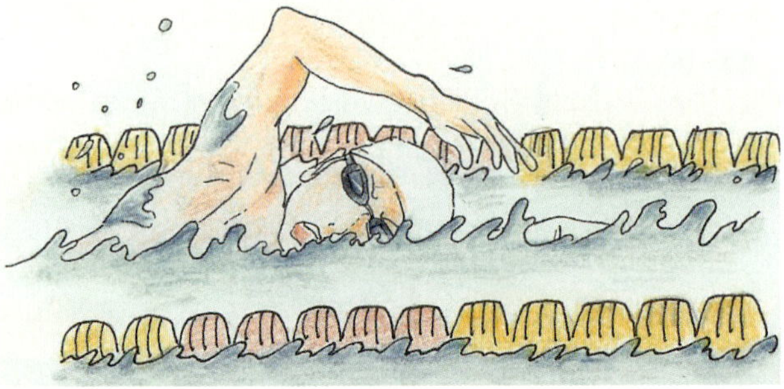

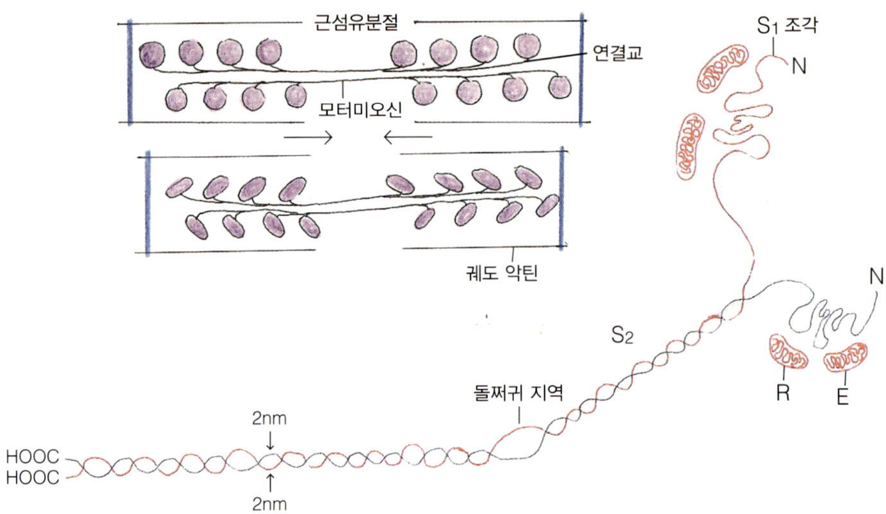

● 그림 6-3. 분자 모터 미오신의 두 개의 머리(S_1)가 분자 궤도 악틴에 미치는 친화력의 세기에 따라 근육 움직임이 발생한다. 모터 미오신은 손바닥(S_1)과 팔(S_2)을 사용해 궤도 악틴 위를 헤엄치게 된다.

심장처럼 외부의 자극에 전혀 상관없이 자체의 조절 체계를 가지고 지속적으로 스스로 작동하는 근육도 있지만, 대체로 골격근육의 운동은 뇌의 지시에 따라 신경계에 의해 조절된다. 척수의 복부 나팔관 세포로부터 만들어진 이온에 의한 전위차는 신경전달물질인 아세틸콜린이 모터 미오신의 신경후부연접부(신호를 전달하는 신경세포가 다른 세포와 만나는 부분)에 분비되어

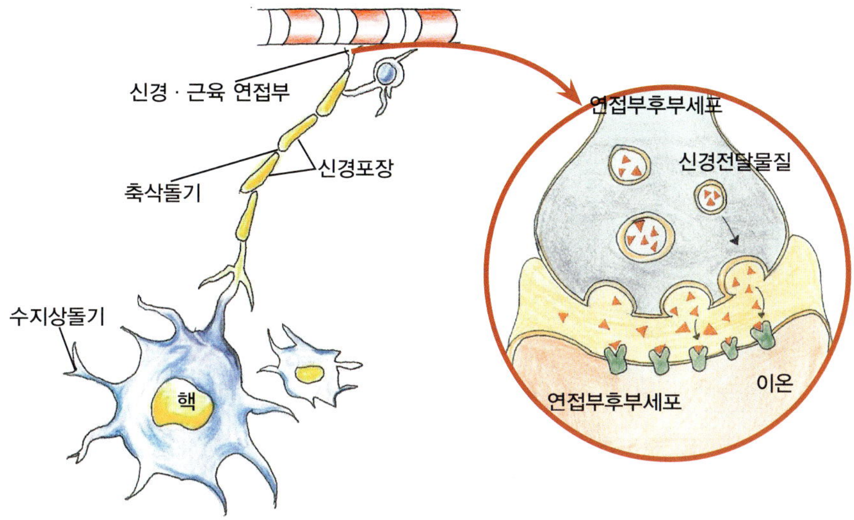

그림 6-4. 근육 섬유의 신경연접부에서 발생하는 전위차는 신경전달물질인 아세틸콜린을 배출하게 하고, 결국 칼슘의 농도를 높여준다.

골격근육의 운동 신호를 전달하도록 자극한다(그림 6-4). 신경후부연접부 안쪽에서 신경전달물질(아세틸콜린)은 근섬유를 따라 급속히 전달되는 근육의 작동 전위를 만들며, 이러한 작동 전위의 큰 차이 때문에 근육소포체에서 칼슘을 배출한다.

뇌에서 전날되는 신경의 충격에 의해 근육세포 안의 칼슘이온 농도가 증가하면 궤도 악틴 섬유에 위치한 트로포닌이라는 단백질에 부착되는 칼슘의 양이 증가한다. 트로포닌의 칼슘 부착 지역에 많은 칼슘이 도달하면, 트로포닌은 굉장히 큰 구조 변화, 즉 움직임을 일으키게 된다. 이런 입체구조의 큰 변화는 단백질이 궤도 악틴과 모터 미오신을 서로 부착하게 만들어줌으로써 궤도 악틴과 모터 미오신 사이의 연결다리가 형성되도록 한다. 이렇게 칼슘에 의해 유도된 연결다리가 형성되는 시작 단계를 "근육수축의 활성화"라고 부른다. 신경계의 자극이나 직접적인 전기적 충격에 의해서 일어나는 근육수축의 활성화 과정에서 세포 내 칼슘의 농도는 보통 때보다 100배 정도 급격히 증가한다.

격렬한 운동 중에 가끔 장딴지나 발바닥에 쥐가 나는 경우가 있다. 이러한 근육의 경련은 근육의 수축과 다른 근처 근육의 이완이 동시에 일어나야 하는데, 이러한 근육 간의 움직임이 자율적으로 균형을 이루지 못할 때 나타나는 현상이다. 근육 경련의 발생의 원인으로 여러 가지가 있으나, 심한 운동으로 수분이 부족하거나, 특히 근육과 신경세포의 활성을 조절하는 전해질인 칼슘, 소듐 및 칼륨의 부족 때문에 나타나기도 한다. 경우에 따라서는 근육을 움직이게 하는 생체에너지 ATP의 공급이 제대로 안 되어 경련이 나타난다. 사후경직, 즉 죽은 다음에 근육이 굳어지고 확장이 안 되는 현상은, 생체에너지 ATP가 고갈되면, 근섬유분절의 연결다리를 파괴할 수 없기 때문에 나타나는 현상이다. 척추의 신경통로가 좁아져 신경이 압박되어 경련이 일어나기도 하는데, 이는 척추 사이 협소증이 원인이며 척추신경이 눌려서 일어난다고 한다.

근육의 경련을 방지하기 위해 운동을 시작하기 전에는 반드시 간단한 준비운동으로 근육의 이완을 적절히 조절해야 한다. 준비운동 없이 격렬한 운동을 하면 근육에 충격을 주게 되며 근육 조절 기관에 이상이 생겨 경련이 일어난다. 특히 여름철 운동 중에는 충분한 수분의 섭취가 중요한데, 이온음료를 마셔 근육 조절에 관여하는 이온을 적절히 보충해주는 것이 바람직하다. 장딴지의 심한 경련에는 발끝을 몸 쪽으로 당겨 수축된 근육을 이완시키거나, 마사지나 찜질을 해도 효과가 있다. 근육의 경련은 신체의 여러 부분으로 확대되어 심각한 문제를 일으킬 수 있으므로 최대한 빨리 대처해야 한다.

스포츠에 필요한 에너지 공급과 에너지 대사

원시 시대 사람들은 음식물을 얻기 위해, 또 적을 피해 살아남기 위해 몸을 격렬히 움직여야 했다. 그러나 문명의 수준이 점차 향상되면서 음식물의 취득이 쉬워지고 거처를 만들어 적으로부터 안전해지면서 운동할 필요성이 점차 줄어들었다. 본래 사람은 지속적으로 움직여 체내의 원활한 신진대사 활동을 촉진함으로써 건강과 생명을 유지할 수 있도록 신체 조건이 만들어져 있다. 이러한 신체 조건을 충족하기 위해 운동이 꼭 필요한 것이다. 단순히 운동을 하는 것으로 그치지 않고 운동의 메커니즘이나 운동에너지를 이해하는 것은 운동의 기량을 향상시킬뿐더러 자신의 건강을 체계적으로 관리하는 데 많은 도움을 줄 수 있다.

유산소 운동을 많이 하면 근육조직 내에서 에너지를 만드는 미토콘드리아의 수가 증가해 에너지원으로 지방을 많이 쓸 수 있게 되고, 산소의 소모가 많아지며 젖산의 축적은 적어진다. 규칙적인 운동은 근육이 뼈를 자극해 축적된 칼슘의 농도를 높이도록 촉진함으로써 뼈를 튼튼하게 해준다. 또 심장혈관과 호흡계의 자극으로 심장이 튼튼해지고 동맥의 내벽의 근육도 강해지며 수축이완의 반복으로 혈압은 낮아진다.

포유동물은 신축 운동을 하는 세포, 즉 골격근육과 심장근육의 운동에 특히 많은 양의 생체에너지 ATP를 소비한다. 장난감 로봇에 건전지를 넣어 모터를 움직이게 하는 것처럼, 근육세포의 분자 모터인 미오신 머리 단백질의 운동을 위해 생체에너지 ATP가 반드시 필요하다.

생화학 발전 초기에는 우리 몸속에서 필요한 에너지가 어떻게 만들어지는지가 큰 관심거리였다. 우리 세포 속에서 생체에너지는 주로 네 가지 방법을 통해 얻어진다(표 6-1).

이렇게 생명체의 운동이나 체내의 여러 반응에서 추진력으로 작용하는 생체에너지 생산 과정에 효소들이 참여하며, 그중 일부 효소들이 기능하는 데 비타민과 미네랄을 필요로 한다. 만약 이들 대사 과정에 관여하는 효소의 기능에 문제가 발생하면 우리에게 예상치 못한 여러 증상이 나타나고, 이것이 지속되면 치명적인 질병으로 이어질 수도 있다.

표 6-1. 생체에서 에너지를 만드는 4가지 방법

대사	사용 영양소	효소 및 비타민	에너지의 용도
해당 과정 (혐기성 대사)	탄수화물	10단계 효소들 및 나이아신(보조효소)	초기 근육 운동
TCA 회로 (호기성 대사)	탄수화물	9단계 효소들, 나이아신, 티아민, 리포산, 플라빈(보조효소)	지속적인 근육 운동
산화적 인산화 (전자전달 과정)	탄수화물, 지방산	전자전달 관여 단백질과 ATP 합성효소	지속적인 근육 운동
지방산 대사 (베타-산화)	지방산	베타-산화 관여효소	장기적인 체온유지 (탄수화물 고갈 시 최종 에너지)

밥이나 빵처럼 우리가 매일 섭취하는 곡물류 식품은 탄수화물이 주성분으로, 위와 장 속에서 글루코오스의 단위로 잘게 부수어 흡수한다. 글루코오스가 여러 단계의 화학반응을 통해 피류브산(3개 탄소)으로 붕괴되는 과정을 "해당 과정"이라 하는데, 이 과정에는 산소가 사용되지 않기 때문에 "혐기성 신진대사"라고도 부른다(그림 6-5). 근육 운동에 필요한 대부분의 에너지

는 해당 과정을 통해 글루코오스를 분해해 생체에너지 ATP를 만들어 공급한다.

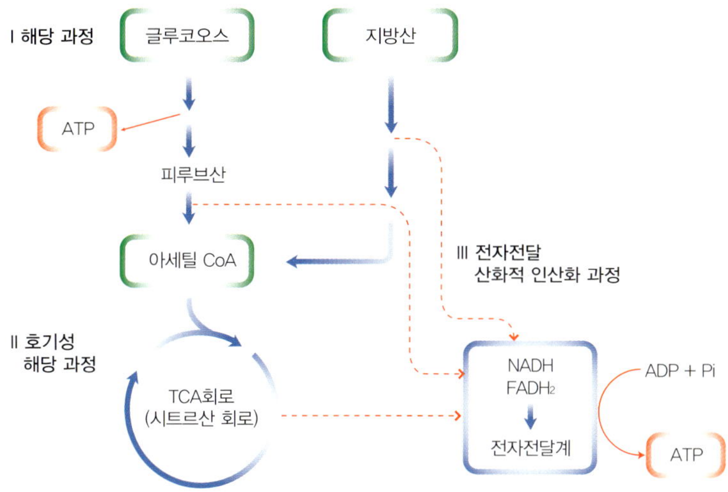

● 그림 6-5. 탄수화물의 혐기성 대사와 호기성 대사. 지방과 탄수화물 분해 시 얻어지는 생체환원물질의 전자전달에 의한 생체에너지의 생산.

해당 과정에서 만들어진 피루브산은 아세틸 CoA로 바뀌어 시트르산과 함께 여러 번의 회전을 거쳐 탄산가스와 물로 분해되는 과정에서 많은 ATP를 만들게 된다. 이러한 회로의 반응을 "TCA 회로(삼카르복실산 회로 또는 시트르산 회로)"라고 하며, 산소가 참여하는 반응이라고 해서 "호기성 신진대사"라고도 부른다.

미토콘드리아에서는 해당 과정 또는 지방산 산화 및 TCA 회로에서 생겨난 생체환원제인 NADH와 $FADH_2$가 가진 전자쌍을 사용해 분자 상태의 산소를 물로 환원시키는 ADP의 인산화 과정을 통해 생체에너지를 얻는다(그림 6-5). 인산화 과정에서 세포막 안팎으로 생성된 양성자를 밖으로 보내는 추진력을 이용해 ATP 합성효소가 작동하고, 많은 ATP를 만들게 되는데, 이러한 산화적 인산화 과정을 "산화적 인산화 신진대사" 혹은 "전자전달계"라고 한다.

한편 지방산은 긴 사슬의 지방산이 붕괴되는 여러 단계의 산화 과정을 거치면서 엄청나게 많은 생체에너지 ATP를 생산하고 최종적으로 아세틸 CoA를 만들어낸다. 이러한 과정을 "지방산대사"라고 부른다. 여기서 긴 사슬의 지방산은 탄소가 2개씩 절단되어 많은 수의 아세틸 CoA를 생성하고, 이들은 다시 TCA 회로를 통해 계속 더 많은 생체에너지 ATP를 만들게 된다.

몸무게 70kg의 성인이 하루 활동을 하는 데 소요되는 생체에너지는 2000Kcal 정도이며, 이때 대략 83kg의 ATP가 필요하다고 한다. 그러나 음식물을 섭취해 만들어내는 ATP는 250g 정도이다. 나머지는 앞에서 언급한 산화적 인산화 반응으로 ATP를 합성하는 효소를 가동시켜 매일 300번 정도 ADP를 재활용하는 방법으로 생체에너지 ATP를 만들어냄으로써 필요한 에너지를 보충한다.

시리얼, 설탕, 토스트 같은 고탄수화물의 섭취는 에너지를 공급해주기 때문에 강한 체력 소모에 적합하다. 반면에 저탄수화물 식품, 지방, 단백질 등을 섭취하면 에너지 공급이 적어 쉽게 지치게 된다. 활동량이 많을 때 간식으로 틈틈이 탄수화물 식품을 먹으면 소화가 잘 되고, 한번에 많이 먹는 사람보다 더 많은 양의 일을 할 수 있다.

근육 운동의 연료로서 중성지방 성분인 트라이아실글리세롤의 이용은 상당히 제한적이다. 지방산으로부터 에너지를 생산하는 최대 속도는 해당 과정의 반 정도밖에 되지 않는다. 만약 운동을 지속적으로 해 간이나 근육의 저장용 탄수화물인 글리코겐이 다 소진되면, 결국 지방산의 산화를 통해 에너지를 얻는다. 이때 근육에서 힘의 방출은 현저하게 감소하며 근육피로가 나타난다. 저장용 탄수화물인 글리코겐을 절약하고, 긴 시간 동안 힘의 방출을 유지하기 위해 근육의 연료 대사는 통합적으로 조정되어야 한다. 지방산은 주로 오랜 기간의 운동이나 열의 공급에 이용된다.

근육 운동에는 빠른 섬유(FT, 빠르고 역동적인 운동섬유)와 느린 섬유(ST, 느린 완만한 운동섬유) 두 가지가 참여하는데, 어떻게 칼슘이 이동되는가에 따라 역동성이나 속도에 차이가 나게 된다. 빠른 섬유에서 근육세포는 더 광범위하게 많은 양의 칼슘을 저장하기 위한 표면적이 커서, 칼슘을 얻는 양이 증가한다. 칼슘에 의해 작동되는 ATP 가수분해효소(Ca^{2+}-ATPase)의 활성은 느린 섬유보다 빠른 섬유에서 훨씬 높게 나타난다. 이는 칼슘 펌프 단백질 수가 느린 섬유보다 빠른 섬유의 근소포체에 훨씬 많기 때문이다. 이러한 차이 때문에 빠른 섬유는 칼슘을 밖으로 움직여 근소포체로 되돌리는 작용을 느린 섬유보다 더욱 빨리하게 되고, 그렇게 함으로써 수축과 이완의 속도를 증가시킨다.

빠른 섬유는 에너지 공급을 산화성 대사보다는 해당 과정에 주로 의존한다. 빠른 섬유에서 운동에 필요한 에너지는 근육과 간에 저장된 글리코겐이나 또는 체내 합성으로부터 생성된 글루코오스의 해당 과정을 통해 얻는다. 해당 과정은 혐기성이기 때문에 빠른 섬유는 산소의 공급 없이도 높은 힘을 발생시킬 수 있다. 해당 과정인 글루코오스 분해 대사는 빠른 섬유의 운동 – 단거리 달리기나 또는 역도 같은 운동 – 에 에너지를 주로 공

● 표 6-2. 운동에 사용되는 4가지 에너지원

에너지원	대사 과정	사용되는 근섬유와 운동
크레아틴인산	크레아틴인산과 연계되어 ATP 생성	빠른 섬유; 단거리 달리기, 테니스, 배구, 역도, 수영, 스케이트
글리코겐	혐기성 해당 과정, 호기성 해당 과정	빠른 섬유; 마라톤 등 장거리
전자전달	생체환원제, NADH, $FADH_2$	느린 섬유; 마라톤, 지구력이 필요한 운동
지방산 분해	베타-산화에 의한 지방산 분해	느린 섬유; 마라톤, 지속적인 장기간 운동

급한다. 느린 섬유는 높은 산화성 능력을 가지기 때문에 지방질의 분해 과정을 통해 얻은 생체에너지 ATP를 우선적으로 사용하고, 지속적인 운동을 수행하기 위해 호기성 대사인 TCA 회로와 생체환원제를 사용한 전자전달 사슬을 활용하게 된다.

수면 중일 때보다 활기찬 운동을 할 때 생체에너지 ATP의 소모가 100배나 빠르게 진행된다. 신체 내부에서 운동의 종류나, 운동의 강도 및 경과시간에 따라 체내에서 사용되는 에너지원이 서로 달라진다. 움직이는 근육은 4가지 다른 에너지원을 근육세포에서 사용한다(표 6-2).

해당 과정에서 만들어진 생체에너지 ATP는 크레아틴을 인산화시켜 크레아틴인산을 만드는 데 사용되고, 일종의 모임장소인 크레아틴인산 풀에 에너지를 보충하는 중요한 기능을 한다. 신체에서 가장 높은 에너지를 가지는 크레아틴인산(CP)이 크레아틴으로 바뀌면서 에너지를 발생시키고,

동시에 인산화를 통해 ATP를 만들어낸다. 크레아틴인산은 세포 내부에 높은 에너지를 저장하는 화합물로서 중요한 기능을 한다. 높은 에너지를 가진 크레아틴인산은 주로 1분 이내에 소진되고 항상 예비 에너지로서 체내에 보관되는데 100m 달리기, 테니스, 배구, 역도, 단거리 수영, 단거리 스케이트 등 단시간에 급격히 체력을 소모하는 운동에 주로 사용한다. 멀리뛰기 또는 투원반 같은 운동의 경우 대부분의 ATP는 크레아틴인산으로부터 나온다. 크레아틴인산은 포도당 분해 대사인 혐기성 해당 과정이나 지방의 신진대사를 통해 에너지를 생산하기 바로 이전, 즉 경주 중 처음 4~5초 동안의 운동에 중요한 에너지원이다.

해당 과정의 혐기성 신진대사를 통해 공급되는 생체에너지 ATP는 크레아틴인산과 함께 근육 운동의 에너지원으로 사용된다. 운동의 세기에 따라 다르기는 하지만 근육에 저장된 글리코겐은 운동 시작 후 10~30분 정도에 모두 사용된다. 그래서 비교적 장거리인 1,500m나 10km를 달리는 육상선수에게는 근육의 글리코겐이 중요한 에너지로 쓰인다. 그리고 간에 저장된 글리코겐이나 젖산으로부터 합성되는 글리코겐 등에 의해서 지속적인 에너지가 공급된다. 특히 마라톤 선수가 결승점쯤에서 사용하는 에너지는 혐기성 해당 작용에서 나오기 때문에, 글리코겐의 저장 능력을 최대로 끌어올리는 것이 매우 중요하다.

미토콘드리아에서 생체환원제(NADH, $FADH_2$)를 사용한 전자전달사슬 과정의 에너지 생산은 운동선수가 꼭 염두에 두어야 할 내용이다. 특히 장거리 자전거 경주같이 지구력이 요구되는 운동의 경우, 산소를 사용하는 호기성 탄수화물 대사인 TCA 회로를 통해 생체에너지 ATP를 만들어 사용한다. 그리고 TCA 회로나 지방산 대사에서 얻은 생체 환원제를 사용하는 전자전달계를 통한 ATP 합성효소의 작용으로 필요한 에너지의 60~80% 정도를 공급한다. 지방의 분해 과정에서 만들어지는 생체에너지 ATP는 근육이나 간에서 사용할 수 있는 모든 탄수화물이 소진되면 마지막으로 사용하게 된다.

격렬한 운동을 너무 오래 지속하면 경우에 따라 근육에 통증이 생기거나 심한 경우에는 세포에서 에너지 생산기관인 미토콘드리아가 근육장애로 점점 없어지게 된다. 사이클링 같은 운동을 오랫동안 지속하면 산소를 사용하는 호기성 운동을 하는 사람은 혐기성 방법인 해당 과정으로 에너지를 거의 공급받지 못하게 되어 결국 운동을 그만 두어야 하는 경우도 있다.

피로의 생화학

극심한 운동으로 피로가 계속 쌓이게 되면 탈진 증상이 나타나 더 움직일 여력이 없어지고 지속적인 움직임이나 집중력이 필요한 일을 수행하기 힘든 상태가 된다. 심한 운동이나 지속적인 육체적 노동으로 인한 과로는 보통 젊은 사람의 경우 하루를 푹 쉬면 저절로 풀리기 마련이다. 노동이나 스포츠 같은 근육 운동으로 많은 에너지를 사용하고 느끼는 육체적인 피로는 회복되는 기간이 거의 나이와 비례한다. 다시 말해서 나이가 어릴수록 피로회복의 시간이 짧다. 한편 나이가 들수록 피로의 회복의 속도는 늦어지며, 지속적인 피로의 축적으로 신체의 저항력이 떨어지게 되면 평소에 쉽게 나타나지 않는 증상이 나타나기 시작한다. 그리고 이러한 증상이 축적되면 큰 질병으로 진행될 수 있다. 그래서 육체적인 피로는 조기에 적절한 방법으로 해소하는 것이 건강관리상 중요하다.

젖산은 왜 피로의 원인이 될까? 해당 과정에서 만들어진 젖산의 마지막 운명은 근육섬유의 타입에 따라 달라진다. 지방산을 분해시키는 산화성 신진대사를 통해 에너지를 사용하는 느린 섬유는 젖산의 세포막 투과가 어렵게 되어 있다. 이들 세포로부터 젖산이 외부로 유출되는 과정은 수소이온 농도와 젖산의 농도에 따라 젖산 운반체에 의해 조절된다. 보통 젖산의 유출은 세포 내부에서 젖산의 농도가 낮을 때 가능하기 때문에 급격히 생성된 많은 젖산은 세포질에 대부분 남아 있게 된다. 이렇게 남겨진 젖산은 해당 과정의 효소 기능을 방해하므로 에너지의 생산을 중단시키는데, 이것이 피로의 주된 원인이다. 세포질에 나타나는 젖산의 일부는 간에서 다시 변형되어 글루코오스로 만들어진다.

격렬한 운동에 의해 나타나는 육체적 피로는 에너지 공급이 급격히 줄어들어 ATP가 소진됨으로써 근육 운동이 저조해지기 때문이며, 동시에 젖산이 축적되어 몸의 산도가 높아지는 현상이다. 강력한 운동을 하는 경우, 근육의 pH는 7.0~7.1에서 6.4~6.5로 더욱 산성화되고, 젖산의 농도가 30배나 증가된다. 혈액의 pH 역시 일시적으로 0.6 pH 단위가 내려간다. 다시 말해 피로는 집중적인 운동에 의한 pH의 감소 때문인데, 수소이온 농도가 피로에 영향을 주는 메커니즘은 아직 알려지지 않았다. 아마 낮아진 pH는 에너지를 생산하거나 젖산을 제거하는 과정에 관여하는 여러 효소의 활성에 적절치 않은 환경을 만들기 때문인 것으로 보인다.

운동으로 인한 피로는 운동 과정에서 모든 에너지를 소진하고, 기초

대사에 사용되는 최소의 에너지까지 고갈된 상태이다. 신체에서 막대한 에너지를 소모하게 되면 에너지 대사와 관련된 여러 효소나 보조효소인 비타민의 기능이 거의 상실되거나 소멸되어 신선한 효소의 공급을 필요로 하게 된다. 결국 피로의 회복을 위해서는 상실된 효소를 다시 만들 시간이 필요하다. 서양에서는 운동 후 피로회복을 위해 마사지나 지압으로 근육을 이완하고 젖산의 집중적인 축적을 완화해주거나 수면 등 휴식을 취하는 방법을 선호한다. 수면은 체내의 에너지 대사에 관련한 여러 물질을 재조정하고 다시 에너지를 공급할 수 있도록 준비하는 시간이다.

음식물을 이용한 피로회복 방법도 있다. 피로의 회복 과정에 필요한 에너지를 빨리 보충하기 위해 새로운 효소를 만드는 데 필요한 필수 아미노산이나 비타민 그리고 미네랄 등을 충분히 공급해주는 것이 관건이다. 전문가들은 피로회복을 위해 굴, 조개, 육류 등에 많이 들어 있는 미네랄 성분인 아연을 섭취하도록 권하고 있다. 아마도 이들 식품은 효소의 기능에 필수적인 금속원소를 공급해 신선한 효소를 만들어냄으로써 우리 몸의 에너지 대사 과정을 활성화시키는 것으로 보인다. 코큐텐을 보충해 줌으로써 탄수화물의 대사 중 막대한 에너지를 생산하는 전자전달 과정을 활성화시켜 많은 에너지를 신속하게 보충하는 데 도움을 준다. 비타민이 많이 포함된 채소나 효모, 해바라기씨 등을 섭취해 비타민 B 복합체를 공급하기도 한다. 그러면 체내의 탄수화물 대사를 활성화시켜 생체에너지 ATP를 빨리 공급함으로써 피로를 회복할 수 있다. 오렌지나 키위를 먹어 비타민 C를 대량 공급함으로써 젖산의 생성을 억제하는 방법도 사용된다. 육류를 섭취해 산성의 중화에 필요한 카르니틴, 철분, 또는 비타민 B_{12}나 엽산을 공급하고, 높은 생체에너지를 갖는 크레아틴인산을 보충하면 급격한 체력 소모로 인한 피로를 신속히 회복할 수 있다. 피로의 회복을 위해서는 운동 중에 땀으로 배출된 수분 역시 충분히 보충해야 한다. 수분은 세포 내 효소 기능의 활성에 필수적인 동시에 피로를 일으키는 여러 독성물질을 체외로 배출하는 데 도움을 준다.

7장

건강을 위협하는 비만

체질적으로 비만과 전혀 상관이 없는 가족이 있는 반면, 어떤 가족은 비만 때문에 항상 걱정거리를 달고 살기도 한다. 식욕이 왕성한 자녀를 둔 가정이나 불규칙한 생활 습관 때문에 체중이 증가하는 사십대 중반 이후의 가장이 있는 가정에서는 가족이 모두 관심을 가지고 비만 문제의 예방과 해결을 위해 노력해야 한다. 살이 찌면 혈관이 같이 늘어나 좁아지게 되고 심장의 펌프 역할에 큰 부담을 주게 되어 고혈압으로 고생하게 되기 때문에 비만이 위험한 것이다.

최근 한 인기 TV 프로그램의 출연자들이 3개월 동안 꾸준한 운동과 절식으로 20~50kg의 체중을 줄이는 것을 보았다. 당시 프로그램에 출연한 여러 사람은 창피를 무릅쓰고 자기의 비만을 전국의 시청자들에게 공개하고 100일 동안 노력해, 모두가 성공적으로 체중을 감량했다. 저자는 이러한 체중 감량 방법을 '충격요법'이라 부르고 싶다. 충격적인 동기에 의해서 이러한 엄청난 일을 성취할 수 있었기 때문이다. 이들처럼 꼭 충격요법을 쓰지 않더라도 체중은 잘 관리하면 언젠가는 정상으로 되돌아갈 수 있다. 그러니 포기하지 말고 꾸준히 노력해 체중은 낮추고 동시에 건강 지수는 한층 더 높여 멋진 인생을 누린다면 좋겠다.

뚱뚱해지는 사회

농업 기술이 급격히 발전해 식량생산이 늘어나면서 이제 굶주림은 드문 일이 되었다. 영양가 높은 음식물을 언제나 쉽게 섭취할 수 있게 됨에 따라 사람들은 본래의 유전적인 영향으로 쉽게 비만에 이르게 되었다. 특히 물질문명의 산물인 편리한 기기들을 이용하게 되면서 우리의 운동량은 급속히 줄어들게 되었고 결국 더욱더 비대해지게 되었다.

대한비만학회에서 정의한 바에 의하면 체중(kg)을 키(m)의 제곱으로 나눈 값, 즉 체질량 지수(BMI: Body Mass Index)가 25 이상이 될 때를 비만이라고 한다. 좀 더 자세히 분류하면 체질량 지수 BMI가 18.5 이하일 때 저체중이고 25~29.9는 비만, 그리고 30 이상이면 고도비만이다. 건강관리보험공단에서 발표한 2009년 검진 결과에 따르면 우리나라 성인 인구 3명 중 1명이 비만이라고 한다. 최근 우리나라에서는 비만과 그에 따른 당뇨병, 고혈압 및 고지혈증 환자가 크게 늘어나고 있다. 비만이 국민 건강을 위협하는 심각한 사회문제로 대두한 것이다.

현재 비만은 우리나라뿐 아니라 전 세계적으로 심각한 문제이며 앞으로 비만이 유발하는 각종 질병에 막대한 치료비용이 들 것으로 예상된다. 그래서 이미 1998년에 세계보건기구는 비만을 전염병으로 규정했다. 더욱 우려되는 사실은 현재 우리나라가 소아 비만국이 되고 있다는 것이다. 서울시교육청에서 2009년 3월에 발표한 내용을 보면, 서울지역 초등학생의 12.9%가 비만이고, 중학생은 12.8%, 고등학생은 12.4%가 비만으로, 초중고 학생 7명 중 1명이 비만 판정을 받았다. 또 국가지속발전위원회가 2007년 조사한 바에 의하면, 10~14세 어린이의 17.9%가 비만으로, 이는 미국의 14~17%보다 더 높은 수치이다.

우리나라에서 청소년 비만은 먹는 양에 비해 턱없이 부족한 운동량이 큰 원인을 차지한다. 소아 비만의 증가는 결국 성인병 발병 확률을 높여 건강을 위협하고 한번 늘어난 지방세포는 성인이 되어도 소멸되지 않기 때문에 우리 모두가 관심을 가지고 소아 비만의 예방과 해결책을 생각해야 한다.

소아 비만도 위험하지만 30대 이후의 복부 비만은 당뇨병, 심혈관 질환, 암 등 만성질환인 각종 성인병의 원인이기 때문에 더욱 각별히 주의해야 한다. 복부 비만은 피하지방이 배 주위로 모이면서 나타나는 현상이다. 배에 피하지방이 집중적으로 모이는 것은 배의 근육이 비교적 얇고 또 배의 근육을 사용할 기회가 적기 때문이다. 복부 비만을 특히 주의해야 하는 다른 이유는 지방세포 덩어리가 서로 엉겨서 강하게 결합된 상태로 한곳에 모여 있어 좀처럼 쉽게 살을 뺄 수가 없기 때문이다.

살이 찌는 생화학적인 이유

저자의 미국 유학 시절, 슈퍼마켓에서 일주일 분의 시장을 보면서 1파운드(450g)짜리 쌀 봉지를 5~6개 정도 카트에 담고 돌아다니면 미국인 주부 대부분이 의아한 눈초리로 저자의 체구를 훑어보았던 기억이 난다. 서양 주부들의 상식으로 그렇게 많은 탄수화물을 섭취하는 사람이 뚱보가 아니라는 것은 신기한 일이었기 때문이다. 이들은 여분의 탄수화물이 분해된 다음 지방산 합성의 기초 원료가 된다는 사실을 이미 알고 있었던 것이다. 서양 주부들의 영양에 관한 생화학적 지식이 대단한 것을 보고, 저자는 실생활에 관련된 그들의 과학교육 방법에 한층 궁금증을 갖게 되었다.

쌀의 주성분인 전분(Starch)은 글루코오스로 이루어진 긴 사슬의 탄수화물로, 이 글루코오스는 우리의 체온을 유지하거나 운동에너지인 ATP의 공급에 반드시 필요하다. 하지만 과잉 섭취한 글루코오스는 분해되어 많은 아세틸 CoA를 만드는데, 이 아세틸 CoA는 저장용 지방 합성의 기본 원료이다. 따라서 많은 탄수화물 섭취는 살이 찌는 근본적인 원인이라고 보는 것이 생화학적으로 옳은 생각이다(그림 7-1).

인체 내부에서 저장용 탄수화물인 글리코겐과 단백질의 농도는 매우 미세한 범위까지 잘 조절되는 반면, 지방은 조절보다는 저장되는 것을 선호하는 구조로 되어 있어 매우 큰 조직을 쉽게 형성한다. 지방과 탄수화물을 과다 섭취해 발생되는 만성 불균형은 지방세포의 수와 크기를 증가시킴으로써 지방조직의 부피를 비대하게 만든다. 또 일단 형성된 지방세포는 크기가 작아지거나 커질 뿐 없어지지 않으며, 이렇게 만들어진 지방은 지방산의 형태로 바뀌어 에너지가 필요한 다른 조직으로 이동하기도 한다. 결국 신체 내부에서 점차 지방의 저장과 이동이 균형을 이루어 안정 상태(steady state), 즉 살이 찐 상태로 고정된다.

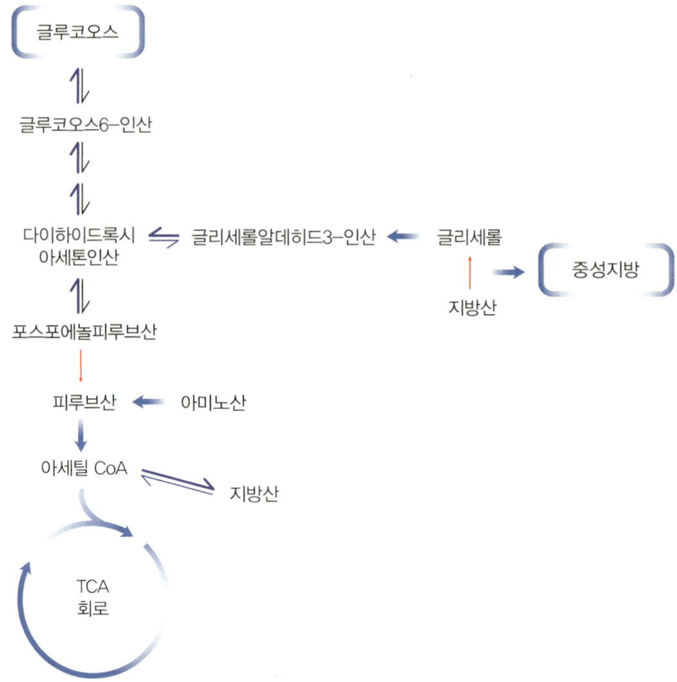

● 그림 7-1. 탄수화물로부터 장에서 흡수된 글루코오스는 해당 과정에서 아세틸 CoA로 바뀌게 된다. 여기서 얻어진 아세틸 CoA는 지방 합성의 기초원료가 된다.

비만은 고지방, 고탄수화물 섭취가 많은 반면, 운동량이 적은 사람에게 나타나며, 개인의 식습관과 운동의 정도 등 생활양식은 비만 여부를 결정하는 큰 요인이다. 비만이 되는 또 다른 원인으로는 유전성, 내분비계의 비정상 등이 있다. 가끔 적게 먹는데도 살이 찐다는 사람이 있다. 또 자신은 선천적으로 살이 찌는 체질이라고 하는 이도 있다. 그러나 뚱뚱한 사람이나 깡마른 사람이나 화학에서 가장 중요한 법칙인 '에너지 보존의 법칙'이 적용된다는 사실을 피할 수 없다. 다시 말해 섭취된 음식이 사용하는 에너지양을 초과하면 나머지는 반드시 몸속에 저장된다는 것이다. 이렇게 남아도는 영양분은 지방이나 글리코겐으로 저장되고, 일부는 단백질로도 남게 된다.

최근 비만의 연구에서 얻은 흥미 있는 결과는 식탐은 유전적인 것이며 또 성별에 따라 차이가 있다는 사실이다. 성장기 어린이들을 보면 선천적으로 타고난 유전자 때문에 식욕에 대한 강도가 다르게 나타난다. 또 남성보다 여성이 식욕을 억제하기 힘들게 진화했는데, 여성은 어머니로서 아기에게 영양분을 제공하기 때문에 뇌에서 식욕증진 호르몬을 더 분비하는 것으로 밝혀졌다.

지방세포는 흰색을 띠는 백색 지방세포와 갈색 지방세포의 두 종류로 나뉜다. 특히 백색 지방세포는 오랜 기간 동안 체내에 저장될 수 있는 세포이다. 신체에서 근육 운동에 비교적 관여하지 않는 배, 팔뚝, 그리고 엉덩이 부위에 저장된 백색 지방세포는 좀처럼 쉽게 없어지지 않고 보존된다. 사람의 몸은 원래 일정량의 지방을 항상 유지하려는 성향을 가지고 있기도 하다. 이를 '체지방 유지성'이라고 하는데, 체중을 줄여도 다시 회복되는 요요현상을 이러한 원리로 설명하기도 한다.

한편 갈색 지방세포는 소모성 지방세포인 저장용 에너지를 비축하는 곳으로, 운동이나 열량이 필요할 때 수시로 사용되는 특성을 갖는다. 그동안 갈색 지방세포는 성인에게는 전혀 없고 주로 신생아의 체온 유지에 사용되는 것으로 알려졌다. 그러나 최근의 연구에서 이 갈색 지방세포는 근육세포가 변형되어 만들어진 것으로 밝혀졌다. 현재는 이러한 변형 메커니즘을 밝힘으로써 인위적으로 갈색 지방세포를 근육세포로 되돌아가게 하는 가능성을 비만의 치료 또는 예방에 응용할 수 있을지 연구하고 있다.

나이를 먹어감에 따라 체중은 크게 증가하지 않는데 허리둘레는 증가하는, 흔히들 말하는 나잇살에 관해 한번 알아보자. 사람이 생명을 유지하는 데 기본적으로 필요한 에너지를 '기초대사량'이라고 하며, 나이가 들면서 근육량과 기본적인 에너지를 만드는 기초대사량이 점차 감소한다. 나잇살이 생기는 이유는 섭취하는 음식의 양은 변화가 없는데 기초대사량이 감소해 에너지 소모가 평소보다 줄어들면 남은 글루코오스는 분해되어 지방 합성의 기초 원료가 되기 때문이다.

특히 나잇살은 복부보다 내장에 지방이 더 많이 축적되어 나타난다. 내장에 지방이 축적되면 당뇨, 고지혈증, 심장질환, 그리고 뇌졸중 등에 걸릴 확률이 현저히 증가한다. 이러한 나잇살을 줄이기 위해서는 항상 칼로리가 적은 음식물 위주로 섭취해야 한다. 나잇살을 줄이게 되면 노화 예방이나 수명 연장 등 건강관리에 큰 보탬이 된다.

나잇살을 줄이는 다이어트 과정에서 주의해야 할 점은 단백질과 비타민을 충분히 섭취함으로써 근육량의 감소를 피하고 피부의 탄력을 유지하는 것이다. 이때 두부, 생선이나 기름을 뺀 육류 등 단백질 식품을 섭취하는 것이 좋으며, 근육을 잃지 않기 위해 빨리 걷기 등 유산소 운동을 병행하는 것이 바람직하다.

식욕은 어떻게 조절되는가? 식욕을 지배하고 조절하는 기능은 뇌의 뒤쪽 아래 부분인 시상하부에서 수행하며, 이곳에서는 체온과 호흡 기능, 혈압 등 생체의 중요한 활동을 자동으로 조정한다. 뇌의 포만중추에서는 식후 포만감을 느끼고, 섭식중추에서는 음식을 섭취하도록 지시하거나 식욕을 촉진하는 기능을 수행한다. 인간을 비롯한 대부분의 동물은 일정한 체중을 가지려는 경향이 있으며, 아무런 제한 없이 식사를 제공해도 일정 한도의 체중을 유지하는 데 필요한 만큼만 섭취하도록 뇌의 조절을 받는다.

뇌와 위장에서 식욕을 조절하는 호르몬들을 발견하기 시작하면서 비만 연구는 한층 흥미로운 분야로 발전하게 되었다. 현재까지 식욕을 자극하는 호르몬으로는 위에서 분비되는 비만호르몬1(그렐린)과 뇌에서 분비되는 비만호르몬2(뉴로펩티드Y) 두 가지가 발견되었다. 또 포만감을 느끼게 하는 식욕억제호르몬1(렙틴)이 지방세포에서 발견되었다. 또 다른 식욕억제호르몬2(PYY_{3-36})는 위와 장에서 만들어지는데, 식욕을 자극하는 비만호르몬2(뉴로펩티드Y)의 분비를 방해해 식욕을 억제하는 호르몬이다(표 7-1).

식욕을 자극하는 비만호르몬1(그렐린)은 공복 상태에서 분비되어 음식을 먹

표 7-1. 식욕을 조절하는 호르몬의 역할

호르몬의 이름	만들어지는 곳	구 조	기 능
식욕증진(비만)호르몬			
1. 비만호르몬1 (그렐린)	위	28개 아미노산의 폴리펩티드	공복 상태에서 분비, 더 먹고 싶은 욕구 발생, 지방 축적 유도
2. 비만호르몬2 (뉴로펩티드Y)	뇌하수체	36개 아미노산의 폴리펩티드	렙틴의 포만감 감지 능력이 저하되면 분비, 식욕 증진, 지방 축적 유도
식욕억제호르몬			
1. 식욕억제호르몬1 (렙틴)	지방조직	146개 아미노산의 단백질	포만감을 느끼게 하고 체내 에너지 소비 유도, 비만호르몬2의 분비 억제
2. 식욕억제호르몬2 (PYY_{3-36})	위, 장	36개 아미노산의 폴리펩티드	식욕증진호르몬 뉴로펩티드Y 분비 억제, 식욕을 낮춤

고 싶도록 자극할 뿐 아니라 지방을 축적하도록 하는 메시지를 뇌에 전달하는 기능을 한다. 비만호르몬1(그렐린)은 식사 전에 양이 단시간에 급격히 증가해 식욕을 촉진한다(그림 7-2).

포만감을 느끼도록 하는 식욕억제호르몬1(렙틴)의 포만감 감지 능력이 떨어지면, 식욕을 자극하는 비만호르몬2(뉴로펩티드Y)가 뇌에서 분비되어 많이 먹도록 자극하고, 섭취된 지방을 축적한다. 지방세포에서 만들어진 혈액의 글루코오스를 감소시키는 호르몬인 인슐린과 식욕억제호르몬1(렙틴)은 식욕을 자극하는 비만호르몬2(뉴로펩티드Y)의 분비를 방해해 음식을 덜 먹도록 유도한다. 이렇게 우리 신체에서는 에너지의 대사, 체중, 그리고 식

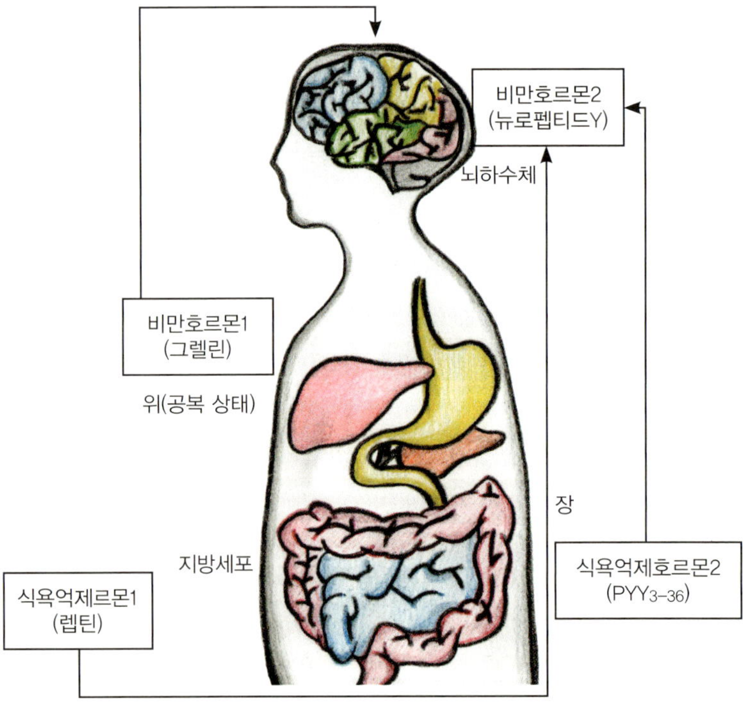

●그림 7-2. 식욕 억제 또는 자극호르몬의 조절 관계를 통해 음식물의 섭취가 조절된다.

욕이 서로 밀접하게 연계되어 조절되고 있다.

식욕억제호르몬1(렙틴)은 쥐를 사용한 실험에서 처음 발견되었다. 비만을 조절하는 유전자가 손상된 쥐가 무절제한 식사를 하는 것을 관찰하면서 비만조절유전자가 만드는 단백질인 식욕억제호르몬1(렙틴)을 처음으로 확인하게 된 것이다. 실제로 비만을 조절하는 유전자가 고장나서 살이 찐 쥐에 식욕억제호르몬1(렙틴)을 주사하면, 이 쥐들은 음식을 적게 먹고 체중이 감소되는 것을 관찰했다.

한편, 또 다른 식욕억제호르몬2(PYY_{3-36})가 위와 장에서 분비된다는 사실도 발견하게 되었다. 이 새로운 식욕억제호르몬2(PYY_{3-36})는 식욕을 자극하는 비만호르몬2(뉴로펩티드Y)의 분비를 억제해 음식물의 섭취를 줄이게 한다. 식욕을 촉진하는 비만호르몬1(그렐린)은 단독으로 신호를 뇌에 전달해 음식물을 많이 섭취하도록 한다. 그러나 포만감을 인지하는 식욕억제호르몬1(렙틴), 식욕억제호르몬2(PYY_{3-36})는 인슐린 등과 함께 지방세포와 위장으로부터 신호를 받아 비만호르몬2(뉴로펩티드Y)의 분비를 방해함으로써 식욕을 낮추게 된다(그림 7-2).

비만은 수면 시간과도 깊은 관련이 있다. 수면이 부족하면 식욕억제호르몬1(렙틴)의 분비는 감소되고, 반대로 식욕을 부추기는 비만호르몬1(그렐린)이 증가된다. 그래서 잠을 잘 못자는 사람은 음식물을 많이 먹게 되어 비만이 될 가능성이 높아진다고 하며, 이렇게 발생한 비만을 스트레스성 비만이라고 한다.

현재 비만을 방지하는 치료제로 펜플루타민제가 개발되고 있다. 이것은 뇌의 포만중추를 만족시키는 혈중 세라토닌의 양을 증가시켜 식욕을 억제하는 원리이다. 미국 캘리포니아 스크립스 연구소의 연구진은 최근 식욕을 자극하는 비만호르몬1(그렐린)의 생성을 억제하는 합성 백신을 개발했다. 쥐에 이 합성 백신을 투여한 결과, 체내에서 비만호르몬1(그렐린)의 항체를 만들어 지방세포의 형성을 방해함을 확인했다. 이 치료제는 식욕을 불러일으키는 비만호르몬1(그렐린)의 기능을 방해함으로써, 먹고 싶다는 생각을 뇌에 전달하지 못하게 하는 원리를 이용한다. 이는 이미 비만이 된 사람보다는 식욕이 대단히 왕성해 비만이 예상되는 사람에게 효과가 있다.

이상적인 체중조절 방법은?

요즘 체중을 줄이는 방법들이 수없이 많이 소개되고 있는데, 저자가 그동안 여러 곳에 소개된 많은 사례를 정리해 얻은 결론은 다음과 같다. 비만인 사람은 식사의 양을 평소보다 반으로 줄이고, 규칙적인 운동을 해 비만을 치료할 수 있다. 주로 식물성 식품을 섭취하고, 동물성 지방이 많은 음식물이나 과자류를 멀리하는 식이요법을 사용한다(표 7-2). 동시에 걷거나 뛰는 운동을 매일 1시간 이상 꾸준히 계속하면 살이 빠지는 것이 정상이다. 다시 말해, 식이요법과 유산소 운동을 병행하는 방법이 비만 치료의 공통적인 특징이다. 유산소 운동 중에서도 빠르고 힘차게 걷는 것이 상체 운동이 수반되어 복부지방 제거에 가장 도움이 된다. 이러한 운동은 지속적으로 효과가 나타날 때까지 해야 한다. 그리고 음식물의 조절과 운동으로 체중을 줄이려는 비만 환자는 의사나 영양사의 지시에 따라 과학적으로 관리하는 것이 바람직하다.

문제는 살을 뺀 후의 섭생이다. 체중을 줄인 다음 단백질(닭고기 가슴살, 살코기, 생선)을 반드시 섭취하고, 비타민, 미네랄 등이 풍부한 채소, 과일의 섭취가 균형을 이루도록 해야 한다(표 7-2). 근육량이 급격히 줄면, 기본적인 에너지를 공급하는 기초대사량이 감소해 남는 열량이 지방으로 바뀌게 된다. 그래서 다시 급격히 비만으로 돌아갈 가능성이 높아진다. 이때는 달리기 등 유산소 운동보다는 헬스나 아령 등으로 근육을 키우는 운동을 해야 한다.

최근 미국에서 가장 인기 있는 다이어트 방법 하나를 소개하고 싶다. 할리우드의 유명 다이어트 트레이너인 데이비드 커쉬가 제안한 것으로 "극한의 뉴욕 몸매 가꾸기(Ultimate New York Body Plan)"라는 방법이다. 이 방법은 2주 동안 5kg의 체중을 줄이면서, 체지방은 8%나 줄일 수 있는데, 하루 30~45분 동안 운동을 계속하면서 알코올 및 주류(Alcohol), 빵(Bread), 탄수화물(Carbohydrate), 유제품(Dairy), 각종 당류(Extra sweet), 그리고 과일(특히 말린 과일, Fruits) 등의 섭취를 피하며, 멀리해야 할 음식의 앞 글자를 따서

표 7-2. 비만예방에 좋은 식품과 나쁜 식품

종류	좋은 식품	나쁜 식품
고기, 생선, 계란, 콩류	기름기를 제거한 육류, 닭 가슴살, 생선, 달걀 흰자, 두부	삼겹살, 돈가스, 햄 등
곡류 및 전분류	현미, 잡곡, 통밀빵	백미, 밀가루 음식(면류, 빵 등)
채소 및 과일류	생채, 숙채, 당분이 적은 과일(키위, 레몬 등)	당분이 많은 과일(파인애플, 망고, 복숭아 등), 드레싱을 많이 사용한 샐러드
우유 및 유제품	요구르트, 탈지분유, 지지방 우유	아이스크림, 전지우유
유지 및 당류		버터, 마요네즈

"A.B.C.D.E.F. 다이어트"라고도 부른다. 그 대신 반드시 먹어야 할 식품으로는 달걀 흰자로 만든 요리(오믈렛), 연어 등 생선류(닭고기, 오리고기)와 야채나 드레싱을 최소로 한 샐러드가 있다. 동시에 반드시 섭취해야 할 것으로 단백질 셰이크를 이야기하는데, 단백질 분말을 물에 잘 섞은 후 하루에 두 잔 정도 마시도록 권하고 있다. 첫 2주 동안은 이와 같은 초절식 다이어트를, 그리고 다음 2주는 초절식에 소량의 탄수화물을 추가로 섭취하기를 권한다. 이 다이어트 방법을 최대 8주 정도 지속하면 큰 효과를 볼 수 있다고 한다.

또 커쉬는 '7대 7 식사법'을 추천한다. 아침 7시에 첫 끼를 먹고, 10시에는 간식을, 다음 오후 1시에 점심을 먹고, 간식을 4시에, 그리고 저녁 식사는 7시에 음식을 나누어 섭취하는 방법이다. 저자는 탄수화물을 최대한 줄이고, 지방을 뺀 우유, 찐 달걀, 단백질 셰이크 등 필수 아미노산과 비타민(우유나 견과류)을 반드시 섭취하는 것이 가장 합리적인 다이어트 방법이라고 추천하고 싶다(표 7-2).

비만을 해결하기 위한 다이어트 방법들을 살펴보면 모두가 복잡하고 철저한 제한을 두고 있어, 천성이 착하고 절제에 약한 비만 환자에게는 엄두가 나지 않는 일이다. 그래서 저자는 이런 경우, 앞에서 언급했던 충격요법을 권하고 싶다. 충격요법은 획기적인 동기(성인병의 피해, 가족의 문제, 주위의 시선)에 의해 단기간에 무서운 인내심으로 절식을 하고, 운동을 해 일단 살을 빼는 것을 우선하는 방법이다. 이러한 사람에게 철저한 관리와 인내심은 다시 살이 찌지 않도록 하는 데 반드시 필요하다. 그러나 극단적인 다이어트는 오히려 독이 될 수 있다. 오래된 이야기지만 무리한 다이어트로 미국의 유명한 팝가수가 사망한 사건이 있었는데, 아마 생명을 유지하는 데 필수적인 아미노산과 비타민, 미네랄의 공급을 소홀히 했기 때문에 발생한 문제로 보인다.

꼭 필요한 비타민의 섭취를 위해 과일을 꼭 먹어야 하긴 하지만 과일은 많은 탄수화물을 포함하고 있으므로 주의해야 한다. 혈액 속에 증가하는 당을 측정한 당 지수(GI: Glucose Index)를 음식물 섭취 시에 고려해야 한다. 혈액 속에 과잉의 포도당이 존재하면 인슐린에 의해 글루코오스를 글리코겐으로 저장하게 되며, 이것은 살이 찌는 원인이 된다.

과일은 식후 섭취를 피하는 것이 좋고, 만약 당 지수(GI)가 높은 과일이라면 가급적 낮에 간식으로 섭취한다. 단맛이 있는 과일을 저녁에 먹는 습관이 있다면 살을 빼는 것이 대단히 어렵다. 또 과일 주스에는 설탕이 첨가되어 있으므로 저녁에는 피하는 것이 바람직하다.

식사 전 채소를 섭취해 포만감을 줌으로써 과식을 예방할 수 있다. 그리고 항비만 효과가 있는 녹차를 마시거나, 충분한 비타민을 섭취하기 위해 아침은 과일을 위주로 저지방 우유에 견과류를 곁들여 먹는 것도 영양학적으로 좋은 다이어트 방법이다. 여기에 더해 효과적인 전략은 다이어트에 관심을 가지고 매일 체중을 측정하며, 식생활에 관련된 정보나 책을 읽어 합리적으로 식생활을 개선하는 것이다.

거추장스러운 뱃살을 적은 비용으로 빼려면 가벼운 달리기나 걷기 운동을 하면서 보조 기구를 사용하는 것이 효과적이다. 하루 10~20분의 훌라후프 운동이나 아령 운동도 뱃살을 빼는 데 효과적이다. 0.5~3kg 정도의 가벼운 아령을 사용하면 복근 운동이 된다. 자기 전 윗몸 일으키기를 하거나, 평소 엘리베이터나 에스컬레이터 대신 계단을 이용하는 것도 좋다.

최근 운동을 하지 않고도 살을 뺄 수 있는 방법이 가까운 장래에 개발될 것 같다는, 게으른 사람들에게 특히 반가운 소식이 전해졌다. 최근 학자들은 지방의 연소를 억제하는 기능을 가진 '핀(Fyn)'이라는 효소를 발견했다. 이 효소의 활성을 억제하면 지방이 연소되어 많은 운동을 하지 않고도 쉽게 살을 뺄 수 있다고 한다.

신체 지방의 연소를 억제시키는 효소 '핀'은 운동과 지방의 연소를 연결하는 중계 역할을 하는 것으로 보인다. 동물실험 결과에 의하면, 효소 '핀'의 작용을 억제하는 약물을 투여하자 실제로 지방이 연소되어 체중이 감소되었다. 앞으로 '핀'의 활성을 방해하는 약물이 상품화되어 운동할 필요 없이 편하게 살을 뺄 수 있는 날을 기대해본다.

8장

혈관질환의 주범, 콜레스테롤

서양 사람들은 육류를 주식으로 섭취하기 때문에 나이를 먹으면 많은 사람이 심장질환으로 고생을 한다. 삼십여 년 전, 저자가 미국 유학을 하던 초기에 로스앤젤레스에 머물게 된 적이 있었는데 저렴한 집을 찾아다니다가 시내의 종합병원 입구에 있던 아파트에 세를 들어 살게 되었다. 그러나 싼 가격에 기뻐했던 것도 잠시, 밤새 들어오고 나가는 구급차의 사이렌 소리 때문에 잠을 설쳐 제대로 자지 못했다. 아마 그 구급차에 타고 있던 대부분의 사람이 심장질환 환자였을 것으로 추측한다.

오랜 시간이 흘러 미국 사람들의 식습관도 심장질환 문제를 해결하기 위해 많이 개선되었다고 들었다. 예전에는 생선에서 비린내가 난다고 거들떠보지도 않던 미국인들이 점차 생선회를 즐기고 있으며, "할리우드의 비벌리 힐즈에 사는 애들은 스시를 점심 도시락으로 먹는다"고 코미디언이 우스갯소리를 하는 정도가 되었다.

한편 우리는 패스트푸드나 육류 섭취의 증가로 인해 심장질환 환자의 발생 빈도에서 이미 선진국 수준에 도달했다. 신문지상에 발표된 통계에 의하면, 2007년 우리나라 사람의 가장 큰 사망 원인은 첫째가 암(27.6%)이고 다음으로 뇌혈관질환(12%)과 심장혈관질환(8.8%) 등이었다. 혈관과 관련된 질환이 우리를 크게 위협하고 있는 것이다. 그래서 이 장에서는 혈관질환, 그리고 혈관질환의 주된 원인인 콜레스테롤에 관해 자세히 소개하려고 한다.

콜레스테롤이란 무엇인가?

콜레스테롤은 우리 신체에서 지방을 용해시키는 담즙산을 만드는 데 대부분 사용되고, 혈액, 뇌 조직, 간, 신, 부신에 들어 있으며, 죽상동맥경화혈관, 종양, 암 조직에도 존재한다. 콜레스테롤은 우리 신체의 간장에서 주로 합성되며, 주로 동물성 지방 식품에서 흡수된다. 콜레스테롤은 혈관질환의 주된 원인 물질로, 건강관리를 위해 잘 알아 두어야 하는 생체 화합물이다.

1930년대 초 콜레스테롤이 처음으로 발견된 이후, 콜레스테롤의 복잡한 고리 모양 화학구조는 많은 유기화학자에게 대단히 중요한 연구 과제 중 하나였다. 40여 년이 지나 많은 연구자의 노력으로 여러 호르몬의 초기 원료가 되는 콜레스테롤의 평면적인 고리분자 구조가 처음으로 밝혀졌다. 생화학자들이 세포 안에서 콜레스테롤이 만들어지는 과정을 연구한 결과, 콜레스테롤을 구성하는 27개의 탄소원자가 모두 탄수화물의 분해물질인 아세틸 CoA(빙초산으로부터 만들어진)로부터 직접 유입됨을 밝혀냈다(그림 8-1).

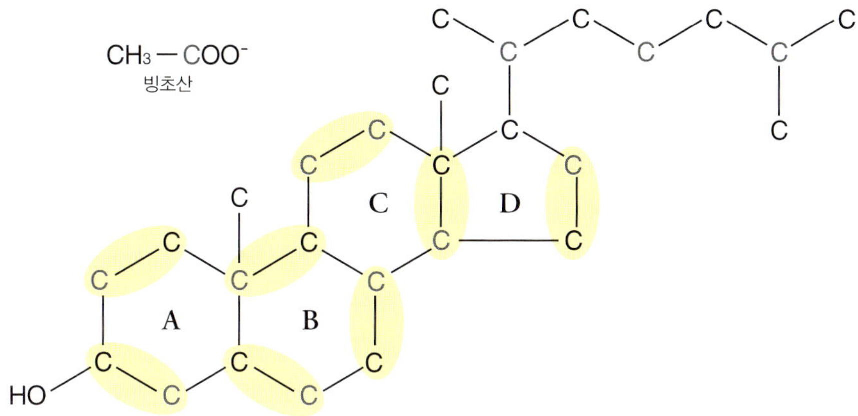

● 그림 8-1. 콜레스테롤 탄소원자는 아세트산으로부터 얻어진다.

생명체를 구성하거나 생명의 유지에 필수적인 여러 생체물질 중에서 핵산, 단백질, 그리고 탄수화물은 모두가 작은 단위체 물질이 중합되어 만들어진, 긴 사슬의 큰 분자량을 갖는 분자들이다. 이렇게 중합된 큰 분자의 생체물질을 제외하고, 여러 중요한 기능을 수행하는 생체유기물질 중에서 콜레스테롤은 이미 언급했던 비타민 B_{12}(코발아민)와 함께 가장 크고 복잡한 화학구조를 가진 물질로 알려졌다. 탄수화물, 단백질 등이 농구공 크기라고 하면 콜레스테롤은 야구공 정도의 크기라고 볼 수 있다.

콜레스테롤의 체내 합성 과정을 살펴보면 초기에 아주 간단한 아세트산(두 개 탄소 C)으로부터 얻어진 아세틸 CoA가 '아이소프렌(다섯 개 탄소 C)'이라는 탄소 뼈대의 기본 단위를 만들게 된다. 다섯 개의 탄소를 갖는 아이소프렌 단위가 계속 모여 콜레스테롤의 전 단계 물질이 되는 탄소 30개의 스쿠알렌을 만든다. 우리에게 익숙한 이 스쿠알렌은 심해어류의 기름에서 얻기도 하며 영양제로 사용되는 성분 중 하나이다.

이렇게 만들어진 스쿠알렌은 이를 고리 모양으로 바꾸는 효소의 작용으로 주로 성호르몬 구조의 뼈대가 되는 라노스테롤이 된다. 라노스테롤은 여러 효소가 참여하는 과정을 거쳐 27개의 탄소를 갖는 콜레스테롤로 바뀐다. 우리 신체에서 콜레스테롤을 만드는 합성 과정은 모두 30여 개 이상의 효소가 참여하는 세포 내부에서 가장 정교한 생체반응 중 하나이다.

콜레스테롤을 만드는 바로 전 단계의 라노스테롤은 코르티솔, 남성호르몬인 안드로겐, 여성호르몬인 에스트로겐 등 '스테로이드 호르몬'이라고 부르는 여러 호르몬을 만드는 기초 원료물질이다. 간에서는 콜레스테롤을 주로 담즙산으로 변경시키며, 담즙산은 지방의 용해성을 높여 음식물로 섭취된 지방을 신체의 필요한 곳으로 보내는 중요한 기능을 한다. 담즙산은 효과적인 재순환계를 통해 하루에도 몇 번씩 재사용하기 위해 간으로 되돌아간다.

우리 몸속에 있는 콜레스테롤의 30% 정도는 외부로부터 음식물로 섭취한 것이고 나머지 70%는 간에서 스스로 합성하기 때문에 체질적으로 콜레스테롤이 많이 만들어지는 사람의 경우에는 상당히 주의해야 한다. 가족 중 관상동맥질환을 가진 사람이 있으면 유전적으로 콜레스테롤이 보통 사람보다 많이 만들어지므로 특별한 관심을 가지고 지속적으로 관리를 해야 한다. 음식물이 풍족해지면서 몸이 필요로 하는 콜레스테롤의 두세 배 이상을 과다 섭취하게 됨으로써, 결국 혈관질환의 불안에서 헤어날 수 없게 된 것이다.

생화학자들이 체내에서 콜레스테롤이 합성되는 모든 단계를 자세히 연구한 것은 인류 건강의 측면에서 가장 큰 성과 중 하나이다. 콜레스테롤이 합성되는 초기 단계의 과정 중에서 하이드록시메틸글루타릴 CoA(HMG-CoA)

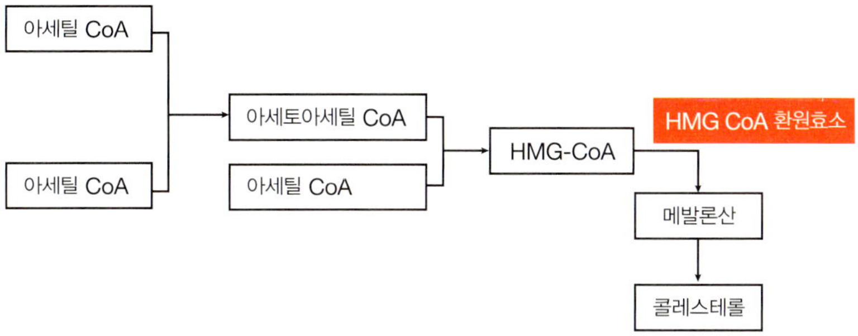

● 그림 8-2. 콜레스테롤의 합성 과정에서 초기 단계는 반응속도가 가장 느리기 때문에 이 단계에 관여하는 HMG-CoA 환원효소의 활성을 방해하는 약물이 고지혈증 치료제로 사용된다.

가 메발론산이 되는 합성반응을 HMG-CoA 환원효소가 매개한다. 이 단계는 콜레스테롤 합성의 전 과정 중에서 가장 느린 단계의 반응으로, 전체 합성을 조절할 수 있는 중요한 단계이다(그림 8-2). 이 단계는 긴 강의 흐름 가운데 강의 폭이 가장 좁아서 둑을 쌓기 좋은 곳에 해당한다. 그래서 고지혈증 치료제를 개발하는 연구자들은 이 단계의 반응에 관여하는 HMG-CoA 환원효소의 활성을 억제하는 물질을 박테리아에서 탐색해 고지혈증 치료제로 처음 사용하게 되었다.

현재 중년 이상의 고혈압 환자들은 혈압을 낮추기 위해 콜레스테롤의 생성을 줄이는 약품을 복용한다. 이 약품에는 체내 콜레스테롤의 합성을 줄이기 위해 콜레스테롤을 만드는 초기 단계의 효소의 방해제로 개발된 성능이 우수하고 부작용 없는 성분이 사용된다. 이러한 고지혈증 치료제의 개발을 통해 세계적인 대형 제약회사들은 연간 수십억 달러에 달하는 이익을 얻고 있다.

콜레스테롤과 심장질환

대부분의 심장질환은 동맥의 내벽에 죽 모양의 끈끈한 물체가 부착되어 나타나는 현상인 죽상(粥狀)동맥경화증이 가장 근본적인 원인이다. 죽상동맥경화증은 20대 이하에서 17%, 20대에서 37%, 30대에서 60%, 40대에서 71%, 그리고 50대 이상의 사람은 85%의 빈도로 나타날 정도로 흔한 질병이다.

동맥의 내벽에 상처가 발생하면 혈액 속 콜레스테롤은 혈관의 상처에 붙어 고착된다. 이때 혈액의 백혈구는 콜레스테롤을 감싸게 되며, 이러한 세포를 '거품세포'라고 부른다. 이 거품세포는 결국 죽게 되지만 죽 모양의 콜레스테롤 덩어리는 혈관 내벽에 고체의 섬유질로 포장되어 남는다. 이렇게 동맥에 만들어진 죽 모양의 물질 때문에 동맥의 일부분이 딱딱하게 변하는데, 이러한 증상을 가리켜 '죽상동맥경화증'이라고 한다.

혈압이란 심장이 혈액을 몸의 각 부분으로 보내기 위해 펌프질을 할 때 동맥의 벽에 미치는 압력을 말한다. 수영장에서 물놀이를 할 때 손바닥으로 물장구를 치는 힘이 클수록 물이 멀리 가는 것처럼 혈압은 손바닥으로 물을 보내는 힘에 해당하고, 멀리 피를 보내려면 더 힘이 든다. 고혈압은 혈관에 콜레스테롤이 축적되어 혈관이 좁아져 혈압이 140/90mmHg 이상 될 때를 가리킨다. 앞의 수치는 심장이 수축했을 때 동맥에 미치는 압력이고, 뒤의 수치는 심장이 이완됐을 때 동맥에 미치는 압력을 말한다. 원래 혈관은 신축성이 있고 부드러운 고무호스 같은 것인데, 최고 혈압과 최저 혈압의 차이인 맥압에 따라 혈관이 얼마나 단단하게 변했는지 그 경직도를 판단할 수 있다.

최고 혈압과 최저 혈압의 차이인 맥압이 커지는 것은 혈관이 잘 늘어나지 못해 최고 혈압이 높아지고 반대로 혈관이 잘 줄어들지 못하면서 최저 혈압이 낮아지기 때문이다. 그래서 의사들은 맥압이 60mmHg 이상인 사람의 경우에 혈관이 딱딱하게 된 동맥경화증을 의심한다. 혈압이 높아서 나타나는 여러 증상으로는 가벼운 운동에도 숨이 차고, 얼굴이 빨개지거나, 가슴이 두근거리거나, 머리가 무겁고 아프거나, 눈에 충혈이 쉽게 나타나며, 코피가 자주 나거나, 손발이 저리고 부어오르는 것 등이 있다.

심근경색(myocardial infraction)이나 뇌졸중(stroke)의 원인은 콜레스테롤 및 여러 물질이 함께 응고되어 혈관 내에서 만들어지는 찌꺼기(plaque) 때문이다. 상처 난 혈관 벽에 이 찌꺼기가 고착되면 혈관세포가 딱딱하게 변해 혈관 내부의 혈액순환이 점점 어려워진다(그림 8-3). 오랫동안 한집에 살다가 난방이 잘 안되어 온수용 파이프를 교체할 때 사용된 파이프를 절단기로 잘라보면 수도관 내부가 엄청난 찌꺼기로 꽉 막혀 있는 것을 볼 수 있는데, 이와 똑같은 현상이 우리의 핏줄에서도 일어나게 되는 것이다.

콜레스테롤을 많이 섭취해 혈액 속 콜레스테롤의 농도가 높아지면 고지혈증에 걸리게 된다. 고지혈증은 혈액순환과 관련 있는 여러 질환과 대사증후군으로 발전되어 사망할 확률을 크게 증가시킨다. 그래서 막히지 않은 좋은 혈관을 평생 유지하고 싶다면 유년 시절부터 콜레스테롤 섭취를 줄이는 식습관을 만들어 평생 실천해야 한다.

혈압이 높아지면 혈관에 붙어 있는 찌꺼기인 죽상반이 파괴되고, 파괴된 물질이 혈액 속을 돌아다니면서 혈액이 응고되는 원인으로 작용한다. 피가 응고되어 만들어진 혈전이 혈관을 폐쇄하면 곧 급성 심근경색증으로 진전되고, 협심증이나 심근경색으로 가슴에 심한 통증을 느끼게 된다. 의

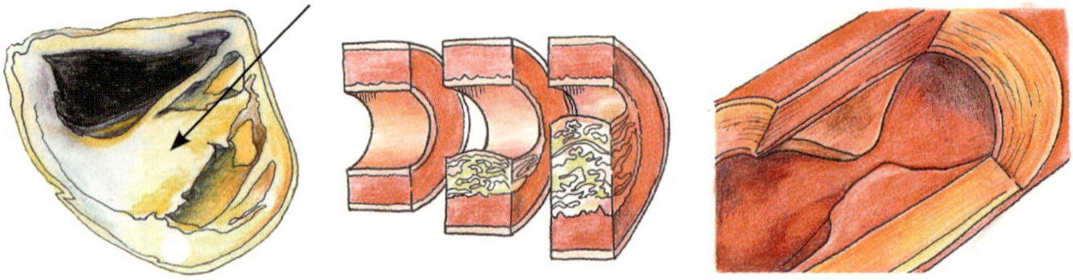

●그림 8-3. 화살표는 혈관에 쌓인 찌꺼기로 혈관 관상의 대부분을 막고 있다. 이 찌꺼기에는 주로 콜레스테롤이 많이 들어 있다.

사들은 심혈관질환 예방을 위해 콜레스테롤을 낮추는 약물과 함께 아스피린을 처방한다. 약물은 혈전의 형성을 방지하고 죽상반이 생성되지 않도록 함으로써 혈전의 형성을 근원적으로 예방한다. 고혈압, 고지혈증 환자는 콜레스테롤을 만들지 못하게 하는 치료제를 지속적으로 매일 복용해야 한다.

콜레스테롤의 수치가 정상인 사람도 경우에 따라 동맥경화증에 걸리는데, 이는 혈관에 염증이 형성되기 때문이다. 혈관 내에 침착된 콜레스테롤은 염증세포와 결합해 혈관 내벽에 상처를 만들면서 응고된 물질이 혈관을 막히게 한다. 미국의 임상의학자들은 콜레스테롤과 혈관 내 염증의 관리를 통해 동맥경화에 의한 사망률을 낮출 수 있다는 연구 결과를 발표했다. 한편, 살이 찌면 혈관의 길이가 늘어나면서 혈관의 폭은 급격히 줄어들게 된다. 혈관의 지름이 작아지면 기존에 있던 찌꺼기들이 혈관을 폐쇄하기 쉬워 결국 혈압이 상승한다. 이렇게 비만은 혈관 질환이 일어날 확률을 두세 배 증가시키는 주범이다.

음식물로 섭취한 지방은 간에서 단백질로 포장해 녹도록 만들어 운반하는데, 체내에는 세 가지 형태의 운송단백질이 존재한다. 이렇게 지방을 운반하는 단백질에는 콜레스테롤의 운송에 관여하는 고밀도 지질단백질(HDL), 저밀도 지방단백질(LDL)이 있다. 초저밀도 지방단백질(VLDL)은 중성지방의 운송에 관여한다. 콜레스테롤이 저밀도 지질단백질(LDL) 형태로 혈액 속에서 농도가 증가하면 심장질환이 일어날 수 있는 가장 위험한 신호이다. 혈액에서 순환되는 저밀도 지질단백질에 붙어있는 콜레스테롤은 쉽게 혈관의 벽에 흡수되기 때문에 혈관에 나쁜 저밀도 지질단백질(LDL)이 많으면, 혈관질환이 나타날 확률이 훨씬 커진다.

콜레스테롤은 우리 몸에서 스스로 많은 양을 만들기 때문에 오랜 기간 계속해서 많은 양의 동물성 지방을 섭취하게 되면 혈액의 콜레스테롤의 농도가 항상 높게 유지되고 동맥혈관의 경화가 발생할 확률이 높아진다. 동맥경화를 방지하려면 혈액 내 콜레스테롤의 총량을 낮게 유지해야 한다. 혹은 혈관에 콜레스테롤을 쉽게 내주지 않는 좋은 고밀도 지질단백질(HDL)의 농도를 높게 유지함으로써 콜레스테롤을 간으로 빨리 수송해 담즙으로 제거하면 동맥경화에 걸릴 가능성이 낮아진다.

우리 몸속의 콜레스테롤을 줄이려면?

콜레스테롤과 포화지방이 많이 들어 있는 식품을 자주 섭취하면 많은 양의 콜레스테롤이 체내에 쌓이게 된다(표 8-1). 혈중 콜레스테롤의 수치는 식이요법과 운동요법으로 조절이 가능하며 특히 가족 중에 심장질환을 가진 사람이 있으면 생활 습관을 하루속히 바꾸는 것이 가장 좋은 예방법이다.

심장 건강에 좋은 식품을 오래 섭취하면 콜레스테롤을 운송하는 나쁜 저밀도 지질단백질(LDL)의 수치가 약물 치료 시기의 수준으로 떨어진다는 연구 결과가 있다. 허브 차의 일종인 하비스커스 차를 매일 3잔 마시면, 고혈압 이전 단계의 경증 단계로 성인의 혈압을 낮출 수 있다는 연구 결과도 보고된 바 있다.

저자가 현직에서 바쁠 때, 주로 동물성 지방질을 많이 섭취하고 운동할 시간은 없어 항상 혈압이 경계선에 있었다. 건강을 진단하던 의사는 고지혈증 약을 복용하거나 체중을 줄일 것을 권하는 상태였다. 은퇴 후 시간적 여유가 생기면서 의사의 권고대로 철저하게 콜레스테롤 섭취를 줄이고 많이 걸어 체중을 줄이면서 혈압을 정상치로 유지할 수 있게 되었다.

우리나라 사람 대부분이 좋아하는 삼겹살 같은 지방은 몸속에서 일부만 사용되고 모두 중성지방의 형태로 저장된다. 우리가 섭취한 육류의 지방은 위와 십이지장을 거치면서 분해되어 소장에서 지방산의 형태로 흡수된다. 이렇게 흡수된 지방산은 혈액 속에서 다시 3개씩 모여 중성지방(Triglyceride)으로 변환된다. 육류의 포화지방은 식물성 불포화지방보다 쉽게 중성지방으로 전환된다. 중성지방은 주로 초저밀도 지질단백질(VLDL)에 의해 포장되어 에너지가 필요한 곳에 보내진다. 사람의 몸에 비축된 지방의 70~80%가 중성지방으로, 간이나 지방조직에 저장된다.

특히 술을 많이 마시는 사람의 경우 알코올은 효소에 의해서 알데히드로 바뀌어 밖으로 배출되지만, 일부 남게 되는 알코올은 간에서 중성지

표 8-1. 콜레스테롤이 많이 포함된 식품

종류	콜레스테롤 함유 식품
곡류 및 전분류	유탕 처리 식품(라면, 도넛 등), 빵(케이크, 파이 등)
고기, 생선, 계란, 콩류	육류, 계란 노른자, 곱창, 오징어 등
유지 및 당류	코코아, 버터, 야자유, 코코넛유

방의 형성에 도움을 주고, 중성지방은 혈액을 통해 이동한다. 만약 간에서 너무 많은 중성지방이 만들어지고, 또 운반에 필요한 초저밀도 지질단백질(VLDL)이 부족하게 되면, 이렇게 만들어진 중성지방은 간에 축적되어 지방간을 형성한다. 결국 육류와 알코올을 많이 섭취하는 사람은 혈액 속에 많은 중성지방을 축적하게 되며, 이렇게 중성지방의 양이 지속적으로 높아지면 피가 응고되고 혈관 내벽의 세포가 손상되어 동맥경화가 더욱 쉽게 일어난다. 그동안의 연구 결과에 의하면 흡연 역시 몸에 나쁜 콜레스테롤의 양을 증가시키는 것으로 알려졌다. 또한 스트레스도 콜레스테롤의 수치를 증가시키는 원인이라고 한다.

대사증후군의 진단은 복부 비만(남자 90cm 여자 85cm 이상), 고혈압(130/85mmHg 이상), 높은 혈당(공복 시 100mmg/dL 이상), 높은 중성지방(150mmg/dL 이상), 그리고 콜레스테롤을 혈관 벽에 쉽게 내주지 않는 고밀도 지질단백질(HDL)(남자 40mmg/dL, 여자 50mmg/dL 미만)의 낮은 농도 등, 다섯 가지 위험 요인 중에서 세 가지 이상이 겹칠 때 결정된다. 중성지방의 양을 낮은 수치로 유지하는 것은 심혈관 및 뇌혈관질환의 예방에 필수적이며 건강관리의 가장 기본적인 사항이다. 포화지방산은 물론이고, 탄수화물이나 알코올도 중성지방의 생성요인으로 작용한다(표 8-1). 한국인들은 탄수화물 섭취가 비교적 많기 때문에, 중성지방은 줄이고 열량이 낮은 고단백 식단으로 바꿀 필요가 있다.

콜레스테롤을 혈관 벽에 내주지 않고 간으로 빨리 운송해주는 몸에 좋은 고밀도 지질단백질(HDL)의 농도가 낮아지면 혈압, 혈당, 및 혈중 중성지방의 양이 높아지고, 복부 비만인 경우 대사증후군의 질환에 쉽게 걸리게 된다. 대사증후군(Metabolic Syndrome)은 포도당을 분해시키는 신호 호르몬

표 8-2. 심장 건강에 좋은 식품

식품의 종류	효과
곡류 및 전분류(보리), 견과류(호두, 땅콩, 피스타치오 등)	노폐물 배출, 콜레스테롤의 혈관침착 예방, 혈관의 염증 예방
콩류(완두콩, 강낭콩 등)	중성지방 합성 억제
채소 및 과일류(마늘, 양파, 씀바귀 등)	혈관의 염증 예방, 콜레스테롤 합성 억제
다류(홍차, 녹차)	콜레스테롤 합성 억제, 혈압을 상승시키는 효소(안지오텐신 II) 억제

인 인슐린의 기능에 문제가 있을 때 나타난다. 심장 기능이 나쁜 사람이 이러한 대사증후군에 걸리는 까닭은 주로 식습관에 문제가 있기 때문이다(표 8-2). 정리하면, 평생 심혈관질환 없이 건강하게 살고 싶다면 기름기 많은 육류 대신 과일과 야채를 충분히 섭취하는 식습관을 어릴 때부터 갖는 것이 대단히 중요하다.

또 평소에 규칙적인 운동을 하면 혈액 내 콜레스테롤의 수치를 확실하게 낮출 수 있다. 그래서 의사들은 규칙적인 걷기 운동이나 등산을 함으로써 콜레스테롤 수치를 낮추는 것이 혈관질환의 예방에 제일 좋은 방법이라고 추천한다. 복부 비만은 체내 콜레스테롤의 양을 높이며, 동시에 동맥혈관 속 혈액의 흐름을 방해하는 찌꺼기의 형성을 촉진한다.

혈관에 쌓인 찌꺼기 외에, 짠 음식도 고혈압의 원인이다. 짠 음식을 자주 먹는 한국 사람들이 특별히 주의해야 할 것은 소금의 성분인 나트륨을 적게 섭취하는 것이다. 혈액 속 나트륨의 농도가 상승하면 삼투현상 때문에 세포 속 수분이 혈액으로 이동해 나트륨의 농도를 낮추려고 한다. 이렇게 혈관 내부의 수분이 증가하면 혈관 벽이 받는 압력, 즉 혈압이 높아진다. 세포는 뇌의 자극에 의해 세포 속에 물을 더 공급하고 이때 우리는 갈증을 느끼게 된다. 소금은 혈압을 높이기도 하지만, 동시에 혈관을 딱딱하게 만들고 혈전의 형성을 자극하는 것으로도 밝혀졌다. 따라서 콜레스테롤뿐만 아니라 소금 사용과 섭취 역시 최대한 피할 필요가 있다.

2009년 보건복지부가 실시한 국민건강영양조사에 따르면 성인의 하루 소금 섭취량은 평균 16g(나트륨 5,840mg)으로, 세계보건기구 권장량(5g)의 3.2배를 먹고 있는 셈이다. 과량의 소금 섭취는 정상인의 건강을 악화시키며 특히 고혈압 환자에게는 치명적이다. 우리의 식생활은 소금 섭취가 많을 수밖에 없는 구조이다. 식품을 저장하는 방법이 낙후되었을 때부터의 오랜 관습 때문에 김치류, 장류에 많은 양의 소금이 사용된다. 또한 가공식품인 통조림, 햄, 소시지, 치즈나 야채 주스, 토마토 주스, 이온음료, 베이킹파우더가 첨가된 식빵이나 비스킷 등에도 상당히 많은 염분이 포함되어 있다.

세포 내에서 콜레스테롤 합성의 조절은 오랫동안 신약개발에서 가장 큰 비중을 차지하고 있는 고지혈증 치료제의 연구와 밀접하게 관련되어 있다. 체내에서 콜레스테롤의 합성의 조절은 두 가지로 나누어볼 수 있다. 하나는 콜레스테롤 합성에 관여하는, 이미 만들어진 효소의 기능을 조절하는 것이고, 또 다른 하나는 콜레스테롤을 합성하는 효소를 만드는 유전자를 조절해 처음부터 만들어지는 효소의 양을 조절하는 방법이다.

앞에서 이미 언급한대로 콜레스테롤 합성 과정의 초기 단계에 관여하는 HMG-CoA 환원효소의 방해제가 개발되어 고지혈증 치료제로 사용되고 있다. 이 고지혈증 치료제의 개발은 세포 내에서 효소의 활성을 방해하는 물질을 질병의 치료제로 사용하는 대표적 성공 사례 중 하나이다.

한편, 세포 내에서 HMG-CoA 환원효소를 만드는 유전자의 발현을 조절해 효소를 아예 만들지 못하게 함으로써 콜레스테롤의 합성을 근본적으로 저지하는 방법도 연구되고 있다. 콜레스테롤을 만드는 효소가 분해되어 없어지는 양보다 새로 합성되는 양이 훨씬 많아 효소 합성을 막는 것이 더 효율적이기 때문에 그동안 세포 내에서 효소의 합성을 조절하는 연구가 집중적으로 수행되었다.

콜레스테롤 합성의 조절에 가장 중요한 단계의 촉매인 HMG-CoA 환원효소 유전자의 기능에는 수많은(20여 개) 단백질이 참여하고, 이들이 상호 조절되어 효소를 만드는 것으로 밝혀졌다. HMG-CoA 환원효소의 유전자에 결합하는 단백질(SREBP, sterol regulatory binding protein)의 일부를 절단해 작은 조각으로 분해하는데, 이 조각이 핵 속으로 진입하면 환원효소가 많이 만들어진다. 이러한 효소 제조 단계를 방해하는 연구가 성공하면 효소의 생성을 근본적으로 억제하게 되고, 한 번의 복용으로 오랜 기간 약효가 지속되는 고지혈증 치료제의 출현이 가능해진다.

실제로 고혈압 환자가 연간 3~4회의 주사를 맞음으로써 혈압을 정상적으로 유지할 수 있는 시대가 곧 도래할 것으로 보인다. 스위스의 어느 제약회사에서 개발되고 있는 백신은 혈관을 수축시키는 과정에 관여하는 물질(안지오텐신)이 기능하지 못하도록 하는 항원을 만든다. 이 안지오텐신(혈관수축인자)의 항원이 환자의 몸에 들어가면 항체를 형성해 안지오텐신의 기능을 방해함으로써 혈관을 항상 이완된 상태로 유지하게 해 혈압이 올라가지 않게 한다. 또 매일 투약해야 하는 기존 치료제와 달리 면역학적 원리를 이용하여 한 번만 투여해도 약효가 오래 지속된다.

현재 국내에서 사용되는 고혈압 치료제의 상당수가 혈관수축인자(안지오텐신)의 기능을 억제해 혈관을 항상 이완된 상태로 유지하는 약품이다. 앞으로 새로운 백신이 개발되면 고혈압 환자들이 더욱 편리하게 혈압을 관리할 수 있을 것이다.

9장

내 머리, 좋아질 수 있을까?

저자가 외국에서 생활할 때, 유대인, 중국인, 일본인의 교육열이 상당히 높다는 것을 종종 느끼곤 했다. 특히 유대인은 과학 분야에서 노벨상을 가장 많이 수상한 민족 중 하나일 정도로 학문에 대한 관심이 높다. 그에 못지않게, 아니 그 이상으로 우리나라의 교육열도 대단해 미국 대통령까지 우리 교육에 대해 수시로 언급하고 있다. 다만 우리나라 교육 현실에서 아쉬운 점은 이공계 등, 기초학문 분야를 기피하고 소위 '성공이 보장된' 몇몇 분야에만 우수한 인재가 몰리는 현상이 점차 심해지고 있다는 사실이다. 기초과학자로서 저자는 지금의 풍요를 만들어냈고, 또 앞으로의 가능성을 열어줄 기초과학을 소홀히 여기는 풍조를 걱정하고 있다.

어쨌든, 이렇게 교육에 대한 관심이 높은 우리나라에서 학생이나 학부모는 '혹시 머리가 좋아지는 방법이 있을까?' 항상 궁금해 한다. 어떻게 하면 똑똑해질 수 있을지 촉각을 기울이며 각종 요법들을 섭렵하고, 심지어 검증이 안 된 약품까지 '머리가 좋아지는 약'이라고 복용하는 사람도 있다. 그렇다면 이러한 사람들의 노력이 과학적으로 정말 효과가 있을까? 저자는 이러한 질문을 종종 받곤 하는데, 사실 뇌는 너무나 복잡해 그동안 연구하기가 쉽지 않았다. 그러나 지난 10년 사이에 두뇌 메커니즘의 베일이 벗겨지기 시작하면서 뇌에 관한 연구는 21세기 생명과학 분야에서 가장 주목 받는 주제가 되었다. 만약 뇌의 비밀이 풀린다면 머리가 좋아지는 원리뿐 아니라, 최근 고령화 사회로 접어들면서 가장 큰 문제로 대두하고 있는 '치매'의 해결 방법까지도 알아낼 수 있을 것이다.

뇌에 대해 지금까지 밝혀진 연구 결과를 토대로, 이 장에서는 여러 사람들이 궁금해 하는 것처럼 과연 '건강한 뇌, 똑똑한 뇌'를 만들 수 있을지 알아보려 한다.

뇌의 구조와 기능

인체에서 뇌는 가장 중요한 장기 중 하나로, 뇌의 무게는 대략 1.4kg 정도에 불과하지만 체내에 흡수된 산소의 70%를 뇌에서 에너지를 생산하는 데 소모한다고 한다. 또 뇌에는 3개의 동맥이 산소를 공급하는데, 그중 1개만 손상을 입어도 뇌졸중이 나타나게 된다. 사람의 뇌가 활동하는 데 필요한 모든 에너지는 글루코오스의 해당 과정으로부터 얻는다. 그래서 식사를 거르면 뇌의 활동에 필요한 에너지를 공급하기 어려워진다. 특히 아침식사는 뇌에 글루코오스를 공급하기 위해 반드시 먹는 것이 바람직하다.

사람의 대뇌피질은 다른 동물에 비해 월등히 발달되어 있음이 확인되었다. 뇌 과학자들에 따르면, 두뇌가 명석한 것은 대뇌피질의 여러 영역이 어떻게, 또 얼마나 골고루 잘 발달했는가에 따라 결정된다고 한다. 대뇌피질에는 밭두렁처럼 꼬불꼬불한 홈이 파여 있는데, 에너지를 소모하면서 나오는 열을 잘 발산하기 위해 표면적을 높이는 구조로 보인다. 표면에 굵직하게 있는 홈의 앞쪽의 뇌를 전두엽, 뒤쪽은 후두엽이라 하고, 양 옆은 측두엽 또 위쪽은 두정엽이라 해서 서로 구분한다(그림 9-1).

뇌가 수행하는 기능은 각 위치에 따라 다른데, 가장 넓은 자리를 차지하고 있는 뇌 앞부분의 전두엽은 사고와 언어를 담당하고, 뇌 위쪽 부분인 두정엽에서는 신체의 운동과 공간의 인식 기능을 담당한다. 또한 뇌의 뒤쪽 부분인 후두엽은 눈으로 보고 느끼는 시각적인 일을 담당하고, 뇌 양옆의 측두엽은 언어 구사 능력과 청각에 관련된 일을 처리하고 있다(그림 9-1). 그동안 뇌 과학자들은 주로 쥐나 원숭이를 활용해 뇌가 학습과 훈련에 의해 발달된다는 연구 결과를 얻었다. 인간의 뇌가 가장 활발하게 골고루 성

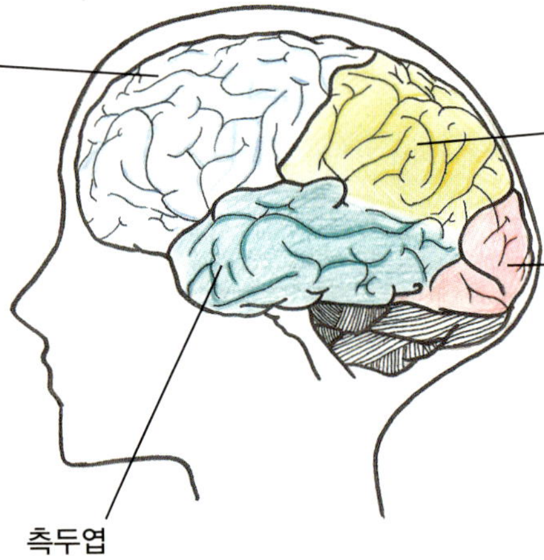

그림 9-1. 뇌는 기능이 서로 다른 4개의 엽으로 구성된다.

장하고 발달하는 시기는 3세까지이며, 유년기의 뇌 발달 과정에서 오감에 의한 학습을 통해 두뇌를 골고루 발달시키는 것이 대단히 중요하다. 따라서 성장기 어린이는 꾸준하고 다양한 학습 훈련 과정을 통해 기억을 축적하는 신경회로가 튼튼하게 만들어지도록 해야 한다.

만 3세에서 6세까지는 종합적인 사고와 창의력, 판단력, 집중력 및 감정을 담당하는 전두엽이 가장 빠른 속도로 발달한다. 이 기간에 어린이들의 창의력이 발달되도록 다양한 분야의 내용을 골고루 교육해 전두엽 발달에 도움을 줄 수 있다. 이 시기의 인성 교육은 장래에 사회의 건강한 구성원으로 자라는 데 특히 중요한 역할을 한다.

지능 발달을 연구하는 과학자들의 발표에 의하면, 언어를 구사하는 능력은 6세에서 12세 사이에 주로 발달하기 때문에 뇌의 양 옆 부분인 측두엽이 이 기간에 주로 발달한다고 한다. 만 12세 이후부터는 시각의 기능을 담당하는 후두엽이 발달하게 되므로 특별히 외모에 관심을 많이 가지게 되고, 화려한 연예인이나 스포츠맨에 열광한다. 이렇게 우리의 뇌는 다양한 지식 습득과 경험을 통한 발달의 과정을 거치게 된다.

뇌와 음식

최근 뇌 기능의 향상에 도움이 되는 여러 식품에 관한 연구 결과들이 많이 발표되고 있다. 이러한 연구 자료들을 저자가 종합적으로 분석하고 정리해 보면, 우선 호두가 두뇌 건강에 좋은 대표적 식품이다. 그래서 전문가들은 성장기 어린이의 뇌 신경세포 성장을 위해 견과류에 포함된 비타민 E와 엽산(folic acid), 그리고 오메가-3 지방산을 섭취할 것을 권유하고 있다. 이들 오메가-3 지방산과 비타민 등은 집중력과 기억력을 향상시켜 성장기 아이들의 학습 능력 증진이나 노인의 치매 예방에도 효과가 있다는 연구 결과들이 발표되었다(표 9-1).

비타민인 엽산은 50~70세 사이 사람들의 인지 능력의 감퇴를 억제하는 영양소로 알려졌다. 네덜란드 와게닝겐 대학의 제인 더가(Jane Durga) 박사가 세계적인 의학잡지 『랜싯』(*Lancet*, 2007)에 발표한 연구 결과에 따르면, 엽산이 포함된 식품을 섭취하자 기억력, 언어 구사 능력 및 정보 처리 속도 등이 상당히 향상되었다. 이 연구 과정에서 엽산이 포함된 식품으로 시금치, 오렌지 주스와 마마이트(수프의 조미료인 효모) 등을 사용했다.

식품이 뇌에 미치는 연구를 수행한 미국 캘리포니아 대학의 생리학자 고메즈-피닐라 박사가 식품이 뇌에 미치는 160개 이상의 논문을 분석하고

표 9-1. 뇌의 기능에 좋은 식품

식품의 성분	함유 식품	효과
오메가-지방산 (불포화지방산)	들깨, 연어, 키위, 견과류, 우유	뇌의 노화 방지, 인지 능력 향상, 집중력 · 기억력 발달, 우울증 · 치매 예방, 뇌세포 파괴 억제, 뇌혈류 증가
비타민 E, 엽산	견과류, 시금치, 오렌지 주스, 계란, 포도, 양배추, 아스파라거스, 딸기, 키위, 멜론	인지 능력 향상, 기억력 · 언어 구사 능력 향상, 정보 처리 속도 향상
항산화물질	폴리페놀 함유 식품(녹차, 초콜릿 등), 색깔 있는 채소(당근, 파프리카 등), 퀘세틴 함유 식품(사과 껍질 등), 견과류	뇌세포 파괴 억제, 해마 손상 억제, 기억력 발달
루테인	클로렐라	뇌에 산소 공급
포스파티딜 세린	콩	뇌세포막 강화

정리한 결과에 의하면, 산화방지제와 오메가-3 지방산을 함유한 식품을 많이 섭취함으로써 뇌의 노화를 방지하고 인지 능력을 향상시킬 수 있다는 결론을 얻게 되었다(*Nature Reviews Neuroscience*, 2008). 피닐라 박사의 연구 성과를 종합해보면, 사람의 뇌는 에너지를 유일하게 글루코오스로부터 얻고 있는데 이 과정에서 많은 활성 산화물이 발생하기 때문에 뇌가 빠른 속도로 퇴화되어 인지 능력이 소멸된다고 보고 있다. 뇌의 해마는 장기 기억의 형성에 핵심적 역할을 하는 뇌의 부분으로, 특히 노인들이 알츠하이머병(치매)에 걸렸을 때 주로 손상되어 기억력을 상실한다는 것이 밝혀졌다.

또 고메즈-피닐라 박사의 보고서에 의하면, 연어처럼 등푸른 생선이나, 키위, 호두에 포함된 오메가-3 지방산은 기억력을 향상시킬 뿐 아니라 우울증, 치매, 주의력 결핍장애 같은 병에 걸릴 확률을 현저하게 감소시킨다. 그래서 어린이에게 지방산인 오메가-3가 함유된 식빵, 우유 등을 먹이도록 권하고 있다. 또한 임산부나 산모에게도 오메가-3 지방산이 포함된 식품을 많이 먹도록 권장하고 있다. 최근 우리 농업진흥청은 들깨가 풍부한 오메가-3 지방산을 포함하고 있다고 발표한 바 있다.

그밖에 산화방지제인 폴리페놀을 먹인 쥐나 토끼는 해마의 손상이 억제되고, 기억 능력이 향상되는 것으로 알려졌다. 색깔이 있는 채소, 과일, 식물성 유지나, 호두, 밤 등에 폴리페놀이 많이 포함되어 있다. 붉은색 사과 껍질의 성분인 퀘세틴은 항산화 물질로 뇌세포를 파괴하는 가장 큰 원인인 코르티솔을 감소시키는 탁월한 효과가 있으며, 클로렐라의 성분인 루테인은 뇌 혈류 속 과산화인지질을 감소시켜 뇌의 혈액에 충분한 산소를 공급해주기 때문에 추천하는 식품이다(표 9-1).

최근 식품의약품안전청에서는 향정신성 의약품인 염산메틸페니데이트를 아무나 구매하지 못하도록 조치했다. 주의력결핍 과잉행동장애(ADHD)의 치료제인 염산메틸페니데이트는 실제로 6세 이상 18세 미만의 아동 중 주의력 결핍과 과잉행동 증상을 6개월 이상 지속적으로 나타내는 환자에게만 처방되도록 조처하고 있다. 그러나 수험생 사이에서는 이 약품을 '머리가 좋아지는 약'이라고 하여 암암리에 복용하기도 한다. 그러나 이 약품을 복용한 환자 중 심혈관계 부작용으로 인한 돌연사의 사례가 발표되고 있기 때문에 의사의 허가 없이 사용하는 것은 절대 피해야 한다. 아무튼 인지 능력을 향상시키는 약품의 출현은 학생에게 큰 관심의 대상이며, 나이가 들수록 건망증에 시달리는 노인들에게도 마찬가지이다. 현재 외국의 제약회사들이 개발하고 있는 인지 능력 향상 약품은 알츠하이머(치매) 환자의 치료에 요긴하게 쓰일 수 있을 것이다.

기억력을 좋아지게 하는 약품의 연구만큼이나, 기억력을 쇠퇴하게 만드는 원인에 대한 연구도 흥미로운 분야이다. 흔히 전신 마취 후에 기억력이 감퇴한다고 알려져 있다. 장기간 술을 많이 마시거나 담배를 많이 피우는 사람도 뇌세포의 기능이 현저하게 감소한다고 한다. 유아에게 사슴뿔(용)이 들어간 약제를 먹이는 것은 가능한 피하는 것이 좋다. 용에 함유된 독특한 지질이 유아의 연약한 뇌에 나쁜 영향을 줄 수 있기 때문이다.

대부분의 뇌 과학자들이 주장하고 있는 흥미로운 사실은 후천적으로 뇌 기능을 향상시키는 음식이나 약품은 존재하지 않는다는 것이다. 다만 음식물을 섭취해 뇌를 최상의 컨디션이 되도록 하는 방법이 있을 뿐이라고 말하고 있다. 다시 말해, 특정한 음식이나 약품에 집착하기보다는 영양가 있는 음식을 골고루 섭취하는 것이 더 현명한 방법이라는 것이다. 뇌의 기능을 강화하는 방법으로 음식물보다는 학습을 통해 대뇌피질의 신경 회로를 보다 치밀하게 만들어 효율성을 극대화시키는 방법이 있을 수 있다.

훈련과 습관에 의한 뇌 발달

유년기에 학습이나 훈련을 통해 뇌의 발달 과정에 영향을 줄 수가 있다. 뇌의 신경세포는 사용하면 할수록 회로의 수가 증가하고 튼튼해진다. 또 뇌는 사용하지 않으면 회로가 막히고 가늘어져 수도 적어진다고 한다. 한편 뇌 신경세포는 과도하게 흥분하면 쉽게 피로해져 효율이 떨어지게 된다. 그래서 적절한 휴식은 뇌세포의 효율성을 높이는 데 필수적이다.

코를 골거나 수면무호흡증이 있는 사람은 집중력이 부족해지고, 건망증과 졸림 현상이 자주 나타난다. 중 · 노년기에 발생하는 우울증은 뇌의 기능 저하가 가장 큰 원인이다. 이러한 사람에게는 수면장애가 나타나고, 특히 기억력이 현저히 감소하게 된다. 우울증 환자나 스트레스가 많은 사람은 뇌에서 기억을 담당하는 해마의 크기가 감소된다는 연구 결과가 있다.

수면 시간이 뇌의 집중력이나 지구력에 영향을 준다는 연구 결과도 있다. 벨기에 리에주 대학 연구팀에 의하면, 오전 5시에 일어나는 '아침형 인간'보다 오전 11시에 일어나는 '저녁형 인간'이 더 오랫동안 집중력을 유지할 수 있었다. 이것은 아마 충분한 수면을 취했는가의 차이에서 오는 현상일 것이다. 한편, 단기 기억이 장기 기억으로 저장되는 과정에 수면이 필수적이라는 연구 결과도 발표된 바 있다.

뇌가 활동하는 능력은 상당히 제한되어 있어 오래 사용하면 집중력이 현저히 감소되기 때문에 장기기억을 위해서는 휴식시간이 꼭 필요하다. 이러한 원리에 따라 미국에서 학습량이 특히 많은 의대나 법대 학생들이 사용하는 방법을 추천하고 싶다. 공부를 시작해서 처음 3시간은 쉬지 않고 집중한 후 30분을 쉬고, 이어서 2시간 공부하고 1시간을 쉬며, 마지막 1시간을 집중해 공부하고 2시간 동안 휴식을 취하는 것이다.

한편 두뇌의 기능은 암기 능력, 집중 능력, 분석 능력, 기획 능력, 적응 능력, 반사 능력, 응용 능력 등 다양하다. 어떤 개인의 두뇌 능력이 동시에 모두 발달할 수는 없지만, 일부 뇌의 기능이 훈련에 의해서 월등히 발달할 수 있음이 알려졌다. 공부를 잘하는 사람은 뇌의 기능 중에서 암기, 응용 능력 등 두세 가지의 기능이 발달되어 다른 사람과 차이를 보인다.

공부를 잘하는 사람이 사회에서 성공하는 것만은 아닌데, 이는 뇌의 여러 능력 중에서 사회적인 적응력, 분석력, 응용력 등 어떤 것이 부족해서 나타나는 현상으로 볼 수 있다. 과학 분야에서 노벨상을 수상한 대부분의 사람 중 특출난 천재도 있지만, 모두 공부를 월등히 잘한 사람들은 아니었다. 그들이 뛰어난 창의력과 집념을 가진 연구자였던 것으로 보아, 공부에만 몰두하기보다는 개인의 천성적인 소질이나 능력을 찾아 인생의 목표를 정하는 것이 얼마나 중요한지를 알 수 있다. 현재 우리가 살고 있는 경쟁사회에서 출중한 업적을 이룩한 각 분야의 전문가를 살펴보면 뇌의 능력 중 일부를 특별히 발전시킴으로써 그 분야의 리더가 된 것이다. 뇌의 모든 능력을 발달시킬 수 없기 때문에 부모는 자녀가 어떤 분야의 뇌 기능이 탁월한지 빨리 파악해야 한다. 자녀가 오랜 학습으로 전문가가 되도록 교육하고 충실한 인생을 살 수 있도록 돕는 것이 자녀 교육의 최우선 목표가 되

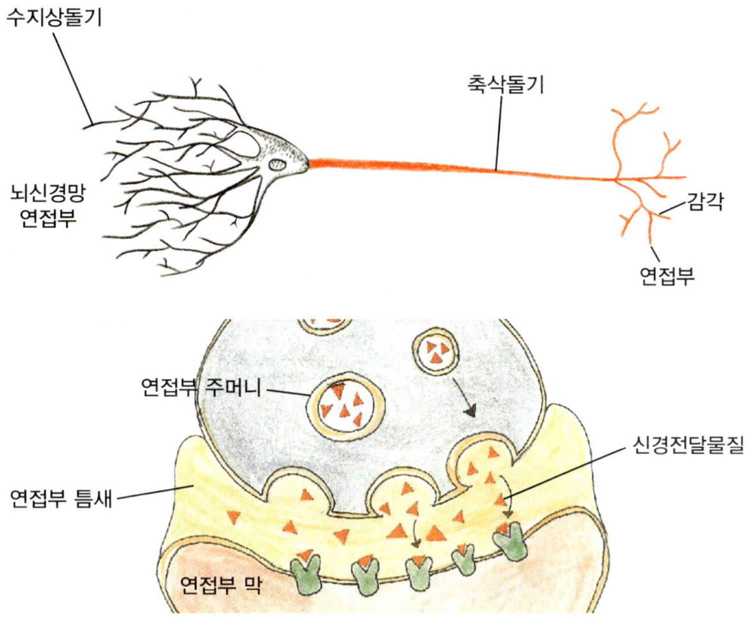

● 그림 9-2. 뇌의 신경세포는 사슬 모양의 많은 수지상돌기를 가지며 이것이 수백 개의 다른 신경세포와 연결된다(연접부). 연접부 주머니에서 연접부 틈새로 신경전달물질이 분비되어 기억이 전달된다.

절한다. 이러한 신경계의 모임은 종합적으로 신체의 행동과 생각을 조절하고, 더 높은 차원의 뇌 기능을 수행하게 된다(그림 9-3).

켄델 박사는 바다 괄태충(aplysia)의 신경계를 실험 모델로 사용해 기억과 관련해 신경연접부(synapes)의 변화가 얼마나 중요한지를 설명했다. 그동안 모든 사람이 가장 궁금하게 여겼던 우리 뇌 속의 비밀을 처음으로 분자 수준에서 밝히게 된 것이다. 켄델 박사는 신경전달물질의 배출에 의해 단기 기억이 만들어지게 됨을 밝혀냈다. 신경세포에서 단백질 합성 과정의 변화를 통해 신경연접부의 모양을 변형시킴으로써 단기 기억은 장기 기억으로 전환된다.

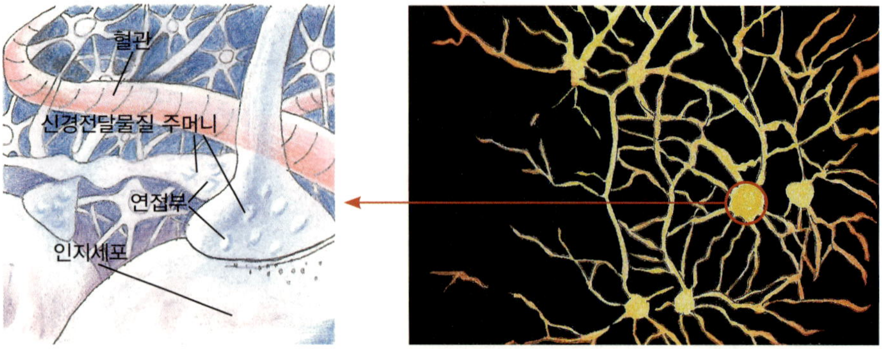

● 그림 9-3. 무수한 신경세포들이 모여 기억을 저장하는 기억체계(신경계)를 만들거나 호흡이나 소화 운동을 조절하는 신체의 운영체계를 만들게 된다.

켄델 박사는 가장 초보적인 신경계를 활용해 기본적인 기억 과정만 수행하는 바다 괄태충을 통해 학습과 기억에 관한 연구를 진행했다. 바다 괄태충은 비교적 몸집이 크지만 신경세포의 수가 20,000개 정도로 적은 것이 특징이며, 아가미를 보호하는 단순한 보호성 반사 작용을 하기 때문에 기본적인 학습 메커니즘의 연구에 이용할 수 있었다. 켄델 박사는 바다 괄태충에 어떤 자극을 가했을 때, 보호성 반사 작용을 나타냄을 확인했으며, 이러한 반사 작용을 강화하면 며칠 또는 몇 주 동안 학습의 형태로 남아 있게 됨을 발견했다. 켄델 박사는 괄태충의 반사 작용을 인식하는 감각신경세포가 주변 신경세포에 연결되면서 보호적인 반사 작용을 일으키는 근육의 그룹을 활성화시키고 동시에 신경연접부가 변화되면서 학습이 이루어진다는 사실을 밝혀냈다.

연구 초기에 켄델 박사는, 더욱 약한 자극을 통해 몇 분에서 몇 시간 지속되는 짧은 기억이 형성됨을 확인했다. 단기 기억은 특별한 이온의 통로를 사용해 더 많은 칼슘이온이 신경세포의 말단에 들어가도록 하는 방

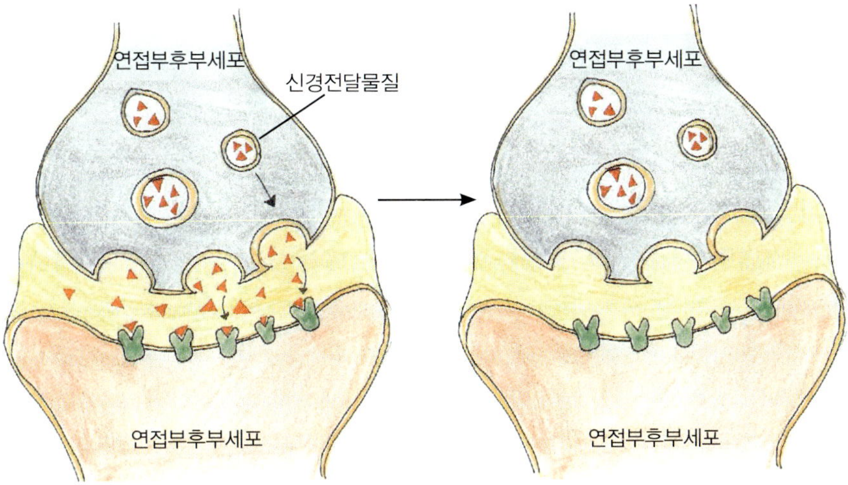

●그림 9-4. 단기기억은 약한 자극에 의해서 신경세포의 연접부에 신경전달물질이 분비됨으로써 형성된다. 신경전달물질이 연접부에서 제거되면 기억이 소멸된다.

법으로 만들어진다. 그리고 신경연접부에서 늘어난 양의 신경전달물질을 내보냄으로써 약한 자극이 단기 기억으로 나타나게 된다는 사실을 밝혀냈다(그림 9-4).

실험 결과를 요약하면, 기억 형성을 위해 신경세포에서 신호를 전달하면 전기적 자극에 의해 신경연접부의 끝 부분에 신경전달물질이 분비된다. 다음으로 신경전달물질이 신경연접부후부 세포막에서 신호를 받아들이는 단백질에 부착됨으로써 기억이 형성된다. 이때 신경신호의 소멸은 배출되었던 신경전달물질의 파괴나 회수를 통해 이루어진다(그림 9-4). 이와 같이 기억을 형성하기 위해 신경 신호를 전달하는 과정에서 신경전달물질이 분비되는 메커니즘이 분자 수준에서 규명되어 뇌의 기능이 이제까지 생각했던 것보다는 상당히 간단한 방법으로 이루어짐을 알게 되었다.

또 더 강력하고 오래 지속되는 자극을 주게 되면 수주일 동안 남아 있는 장기간의 기억이 형성됨을 확인하게 되었다. 강력한 자극은 세포 안에서 신호전달물질(cAMP)의 양을 증가시키고, 동시에 단백질을 인산화하는 효소의 활성을 증가시킨다. 이러한 신호들은 세포의 핵에 도달하게 되며, 신경연접부 안에 있는 많은 단백질을 변화시키는 원인이 된다. 이때 어떤 단백질의 형성은 증가하고 다른 단백질은 감소한다. 결과적으로 연접부의 모양이 커지고, 이것이 장기간의 기억으로 남게 된다(그림 9-5). 즉, 단기적인 기억과 달리 장기적인 기억 과정에는 새로운 단백질이 만들어진다. 만약 이러한 새로운 단백질의 합성이 억제되면 장기적인 기억이 없어지는 반면, 단기적인 기억에는 별 영향이 없는 것으로 밝혀졌다.

켄댈 박사의 바다 괄태충 실험을 통해 단기적인 기억의 형성은 장기적인 기억과 마찬가지로 신경연접부 내부에서 일어나고 있음을 확인할 수 있었다. 1990년대에 캔댈 박사는 역시 생쥐에서 비슷한 연구를 수행했는데, 바다 괄태충에서처럼 신경연접부의 변화가 고등생물에도 일어나고 있음을 보여 주었다.

켄댈 박사가 모델 생물체를 사용해 설명한 기억의 근본적인 메커니즘은 사람에게도 적용될 수 있다. 사람의 기억은 신경연접부 내부에서 이루어진다고 말할 수 있고, 다른 형태의 기억을 하게 될 때 신경연접부의 기능에 변화가 생긴다는 사실도 밝혀졌다. 아직도 복잡한 기억의 기능을 완전히 이해하는 것은 갈 길이 먼 일이지만, 켄댈 박사의 연구 성과는 뇌 기능 연구에 결정적인 전기가 되었다. 그의 연구는 어떻게 복잡한 기억의 영상이 우리의 신경계에 저장되는지, 또 어떻게 과거의 일에 대한 기억이 남게 되고, 또 회상할 수 있는지 계속해서 연구할 수 있는 토대를 마련했다.

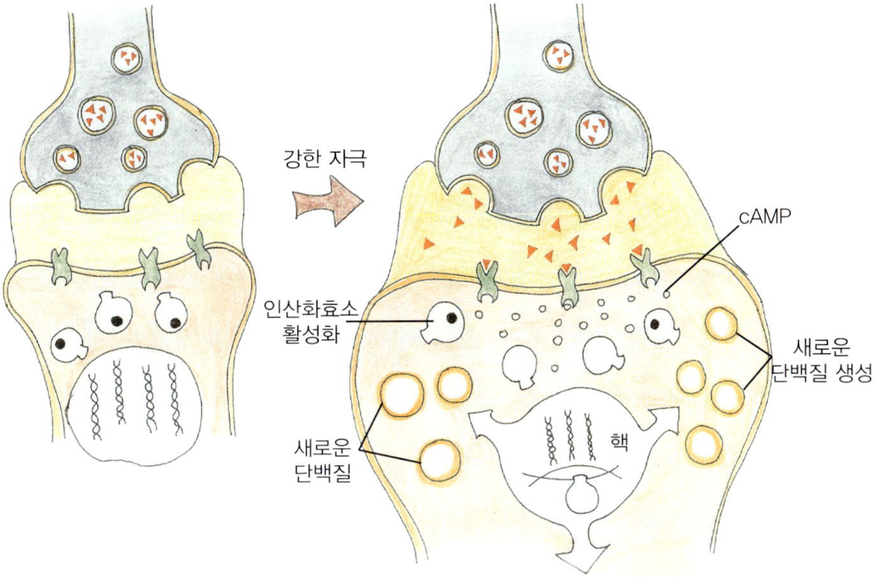

● 그림 9-5. 강력한 자극에 의해 신경전달물질이 연접부에 배출되면 연접부 내부 세포막의 아데닐고리화효소가 활성화되어 신호물질(cAMP)을 생성함으로써 장기기억이 만들어진다. 신호물질은 여러 단계의 인산화효소들을 활성화시켜 신호를 연접부세포 핵 내부로 전달한다. 핵에서는 특정 단백질 합성 유전자를 자극해 단백질이 많이 만들어져 연접부의 모양은 이전보다 커진다. 이러한 연접부의 변형이 장기기억으로 남게 된다.

뇌에 있는 일천억 개가 넘는 신경세포들과 일조 개에 달하는 교세포(glia)들은 질서 있는 배열을 통해 독특한 삼차구조의 조직을 만들어낸다. 이때 신경세포는 한 치의 오차도 없이 특정한 신경세포와 서로 교차되어 여러 가지 기억과 지속적인 신체의 운영체계를 구성하게 된다. 이렇게 정교하고 복잡한 수천억 개의 신경세포들로 구성된 신경체계는 난순한 신체의 운동에서부터 호흡 조절, 생각에 이르기까지 모든 뇌의 기능을 담당한다.

뇌의 기능은 유전적인 영향과 환경적인 요소 간의 혼합을 통해서 이루어진다. 뇌가 처음 형성되는 과정을 추적해보면 뇌가 만들어지는 발생원리가 선천적인가 환경적인가를 설명할 수 있다. 그동안 많은 뇌 과학자들이 연구한 결과에 의하면 생애 초기에 만들어지는 기억에 관여하는 신경연접부의 연결은 유전적인 영향을 받는 동시에 경험에 의해서 발달하게 된다. 다시 말해서 뇌는 부모에게서 받은 유전자가 가진 기능과 후천적인 학습에 의해서 영향을 받는데, 이런 현상을 신경 또는 신경연접부의 '가소성'이라고 부른다. 신경연접부가 환경의 요인에 의해 변화되는 가소성 때문에 두뇌는 놀라운 능력을 발휘할 수 있다. 신경회로가 외부 요인에 따라 변화되는 과정에서 신경세포는 정교하고 질서 있게 연결되어 새로운 회로의 신경체계를 만들게 된다. 또한 이러한 신경연접부의 가소성은 사람마다 차이가 있으며, 이것이 개성의 차이로 나타난다. 학습에 의해 얻은 지식이 신경계에서 처리되는 과정에서 특정 신경회로망의 신경연접부들이 강화되거나 약화되는 형태로 변화하는 것을 신경연접부의 가소성이라고 볼 수 있다.

결국 기억은 가소적인 변화를 일으키는 신경연접부 회로에 저장되는 것으로 보인다. 이러한 연구를 근거로 기억력을 인위적으로 향상시키는 방법이 가능해질 뿐 아니라, 치매에 의한 기억력의 소실도 막을 수 있을 것으로 예상된다. 또, 앞으로 신경전달물질의 불균형으로 야기되는 각종 신경정신질환 또는 약물 중독의 치료 방법 마련에 도움이 될 수 있을 것이다.

지금까지 연구 결과를 종합하면, 두뇌를 구성하는 생화학 물질에 의해 신경회로망으로 조직화되어 감정, 기억이나 일상적인 신체기관의 운용 등, 통합된 뇌의 기능이 가능하다. 기억은 마치 수많은 조약돌을 모아 탑이나 성을 쌓고 필요하면 이를 다시 허물어 새로운 모양을 만들고 유지하는 것과 비슷하다. 이러한 신경회로망의 생화학적 물질들은 감정과 분위기, 그리고 향정신성 약물이 작용하는 최종 목표이며, 기억을 신경 체계에 저장하는 등, 뇌의 여러 가지 기능을 하는 기본 물질이다.

뇌와 관련된 질병의 원인과 대처 방법

최근 성인의 뇌세포는 재생될 수 있으며 새로운 신경연접부의 신경망을 형성해 노화 때문에 발생하는 뇌의 기능 저하를 억제할 수 있다는 희망적인 연구 결과가 많이 발표되고 있다. 뇌의 신경세포는 유아에서부터 사춘기까지 증가하고 성인이 되면 새로운 세포의 생성은 멈추게 된다. 나이가 들면서 뇌의 무게가 점차 가벼워지는 것은 신경세포가 줄어드는 현상 때문으로, 대뇌피질에서 신경세포의 감소가 가장 큰 시기는 60대에서 90대 사이이다. 그러나 노화 과정에서도 기억에 가장 중요한 역할을 하는 해마의 핵심 영역을 구성하는 신경세포는 손상되지 않는 것으로 보고되었다. 또, 기억에 중요한 손상된 신경세포를 일부 새로운 세포로 회복시킬 수 있다는 연구 결과도 발표되고 있다.

보통 나이가 들면서 어떤 일들을 생각하기 꺼리는 경향이 나타나는데, 지적인 활동을 계속하고 특별히 관심 있는 일을 선택함으로써 지속적으로 기억을 하려는 자세가 필요하다. 뇌의 훈련을 위해 독서를 하거나, 컴퓨터를 배운다던지, 외국어를 습득하는 노력을 쉬지 말아야 한다. 최근에 급속도로 발전되는 스마트폰이나 e-북 등 전자기기의 사용 방법을 익히는 것도 유용하다. 뇌도 근육운동과 마찬가지로 열심히 사용해 뇌 기능이 정상적으로 유지되도록 꾸준히 노력하면, 건강한 뇌를 가질 수 있다고 한다.

뇌와 관련된 선천적 질환인 정신박약의 원인에 대해서 생화학적으로 연구된 바가 있는데, 정신지체 같은 뇌 기능장애는 유전적으로 특정 물질을 파괴하는 효소의 결핍이나 장애로 인해 특정 물질이 뇌에 축적되면서 나타나는 질병으로 밝혀졌다.

뇌에서 일어나는 대표적 퇴행 증상인 노인성 반점(노인반)은, 편도와 해마 같은 뇌의 안쪽 측두엽 조직에서 자주 나타난다. 70대 이후의 정상 노인의 80%에서 이성적 사고를 담당하는 신피질에 노인반이 있는 것으로 관찰되었는데, 이 노인반의 평균 밀도가 점차 커지면 치매 증세가 나타나기 시작하는 것으로 밝혀졌다. 치매는 안쪽 측두엽에 병리적인 타우, 아밀로이드, 뉴로필라멘트 및 유비퀴틴 등 단백질이 축적되어 나타난다고 한다.

알츠하이머병(치매)은 뇌 세포에 축적되는 불용성 섬유단백질인 아밀로이드가 원인인 것으로 밝혀졌다. 이러한 병의 증상은 뇌세포에서 기능이 저하되었거나, 필요 없게 된 단백질을 파괴하는 단백질 폐기 체계에 문제가 발생해 나타나는 것으로 보고 있다. 현재 손상된 단백질이 축적되지 못하도록 하거나 제거하는 체계를 활성화시키는 원리를 이용해 치료약을 개발하고 있다(표 9-2).

파킨슨병의 대표적인 병리학적 특성인 류이체(Lewy body)에는 뇌세포 내의 단백질 침전물(알파-시누클린, α-synuclein)이 섬유 형태로 축적되고 있다. 이렇게 돌연변이된 단백질 침전물(알파-시누클린)이 유전적인 파킨슨병의 환자에게서 발견됨으로써 이러한 단백질의 변이가 질병의 원인 중 하나일 수 있다는 주장이 제기되고 있다(표 9-2). 뇌세포에서 단백질 침전물(알파-시누클린)이 응축되면 작은 크기의 펩티드인 올리고머나 섬유상 등 여러 형태로 바뀐다. 뇌세포에서 단백질을 붕괴시키는 정상적인 기능이 정지되거나, 관련 분해효소의 기능 결함이 있거나 운송 과정의 오류로 인해 응축된 침전물(알파-시누클린)의 올리고머는 뇌세포에 쌓여 독성물질로 기능하게 된다. 동물실험 결과, 단백질 침전물(알파-시누클린)의 잘못된 포개짐과 응축이 파킨슨병의 주된 원인으로 확인되었다. 단백질이 초기에 만들어질 때 제대로 기능할 수 있는 삼차구조로 적절히 포개져야 하는데, 잘못 포개지면 기능이 손실된 단백질이 쌓이게 되고, 이것이 파킨슨병의 원인이 된다는 것이다. 앞으로 세포 내부에서 이러한 단백질의 응축 과정과 또 이미 만들어진 독성물질을 제거하는 메커니즘을 규명하게 되면 파킨슨병의 치료 방법 개발에 큰 도움이 될 것이다.

또 이러한 노인성 뇌질환에 걸리지 않으려면 몇 가지 지켜야 할 중요한 규칙을 기억해두어야 한다. 먼저 고혈압과 고지혈증을 예방하기 위해 고열량의 식사를 멀리하고 유산소 운동을 규칙적으로 해야 한다. 전문가들은 나이가 들수록 한 주에 4번 이상, 40분 정도의 유산소 운동을 할 것을 권장하고 있으며, 또 과식을 피하면 알츠하이머병이나 파킨슨병 발병의 위험을 크게 줄일 수 있다.

건강한 뇌세포의 기능을 위해 항상 필수 아미노산, 비타민, 그리고 미네랄이 골고루 포함된 식품을 섭취해 뇌세포의 기능에 필수적인 건강한 효소를 만들어 공급해야 한다. 엽산을 충분히 공급해 신경세포의 자연사를

표 9-2. 퇴행성 뇌질환의 원인

질병	원인 물질	영향 및 대처법 연구
알츠하이머병(치매)	알파-아밀로이드의 축적	단백질 폐기 기능의 장애 유발, 단백질 폐기체계의 활성화
파킨슨병	알파-시누클린의 잘못된 포개짐 및 응축	알파-시누클린 포개짐 오류의 교정, 특수 단백질 폐기체계의 활성화

줄일 수 있다. 또 항산화 작용을 하는 비타민 C와 E 등을 섭취하는 것도 좋다. 음식물 이외에도 적극적이고 긍정적인 생활 태도가 도움을 준다. 또 신경연접부(시냅스)가 확장되도록 숙면을 취해 해마와 편도의 기능 쇠퇴를 억제할 수 있다.

그동안 많은 사람들은 생각하고 판단하는 정신세계를 항상 육체와는 별도의 것으로 취급해 왔으나, 이제 인간의 모든 것을 지배하는 실체를 수많은 뇌세포의 생화학적 반응으로 설명할 수 있게 되었다. 그래서 앞으로 이러한 물질을 통해 인간의 정신을 조절할 수 있을 것이라는 전망이 높아지고 있다. 이러한 측면에서 과학자들은 인간의 정신 기능, 즉 사유, 감정, 기억에 대한 생화학적인 원리를 이해하기 위해 전체적인 신경세포체계를 확인하는 연구를 수행하고 있다. 이러한 연구는 정신분열증, 우울증, 알츠하이머 및 파킨슨병 등의 원인을 밝혀내고, 동시에 그 해결책을 찾아내는 실마리를 제공하게 될 것이다. 또 약리학자들은 기억력과 집중력을 증진시키고 감정을 변화시키는 새로운 약물에 관해 연구를 시작하고 있으며, 우리는 그러한 약을 가까운 장래에 이용할 수 있게 될 것이다.

앞으로 언젠가는 첫 키스의 아름다운 추억은 오래오래 간직하고, 친구의 배신, 가족과의 영원한 이별 등 슬픈 기억은 곧 지워지게 하는 생화학적인 약물이 등장하게 될지 모를 일이다. 그러나 어려웠던 기억들이 유익한 경륜이 되어 삶의 지혜를 만들어가기 때문에 모두를 잃어버리는 어리석음을 범하지 말아야 할 것이다.

10장

스트레스의 생화학

흔히 스트레스를 정신적인 문제로만 생각하기 쉬우나, 이는 사실 우리 뇌 속에서 여러 생화학적인 물질의 변화를 수반하는 복잡한 현상이다. 일단 외부환경에 의해 스트레스가 유발되면 두뇌나 오감의 체계를 통해 스트레스의 신호가 뇌신경세포에 전달되고, 이에 대처하는 감응에 의해 생체에서 물질의 변화가 일어난다. 저자가 스트레스를 생화학적 측면에서 다루려는 의도가 바로 여기에 있다. 스트레스가 호르몬의 제조에서부터 수없이 많은 효소가 관여하는 생체반응까지 유발하기 때문이다. 이렇게 스트레스 같은 외부적인 자극요소가 뇌에 전달되면 세포에서의 효소 활성은 여러 형태로 신체에 큰 영향을 미치게 된다.

스트레스가 정신적으로 큰 피해를 주기도 하지만, 만약 사람에게 스트레스가 전혀 없으면 극도의 정신적 이완 상태로서 자극이 전혀 없으므로 건강에 오히려 해가 될 수 있다. 생리학적으로 스트레스가 전무한 상태는 곧 죽음의 상태를 의미한다. 현대 사회에서 스트레스의 이해는 건강관리는 물론 사회적인 효율성과도 밀접한 관련이 있다. 육체적으로, 또는 정신적으로 적절한 스트레스는 관리만 잘해준다면 건강을 증진시키고 행복한 일상을 누리는 데 꼭 필요한 요소이다. 현대를 살면서 피할 수 없는 스트레스의 원인과 대처 방안에 관한 지식을 갖추고 육체적, 정신적으로 건강한 인생을 살아가는 데 이번 장의 내용이 도움이 되었으면 한다.

스트레스는 어디에서 오는가?

원래 물리학이나 공학에서 물체에 변형을 가져오는 압력을 "스트레스"라고 불렀다. 그러나 이 어휘는 17세기경 그 의미가 일반화되면서 '역경 또는 곤란'의 의미로 사용되기 시작했다. 스트레스란 어휘가 정신의학적으로 광범위하게 사용된 것은 21세기에 들어서 케넌(Walter B. Cannon) 박사가 질병을 발생 · 악화시키는 인자로 스트레스를 거론하게 되면서이다. 케넌 박사는 생물학에서 생명체가 내적인 균형을 유지하고자 하는 경향을 "항상성(homeostasis)"이라고 하는데, 스트레스가 이 항상성의 균형을 파괴하는 요소로 작용해 궁극적으로 질병에 이르게 된다는 이론을 처음으로 제기했다.

정신병리의 측면에서 스트레스를 정의하면, 우선 개인이 적응할 수 있는 다양한 자극 중에서 우리에게 정신적인 괴로움, 두려움, 불안감, 긴장감 등을 주는 원인을 '스트레스의 요인(stressor)'이라고 한다. 스트레스 요인에 대응해 뇌에서 분비되는 호르몬들이 신체의 여러 기관에 영향을 미치게 되는데, 이러한 일련의 정신생리 현상을 '스트레스(stress)'라고 정의한다.

스트레스는 복잡한 현대 사회에 이르러 처음 등장한 현상으로 보이지만, 사실 인류가 등장하면서부터 생존에 대한 여러 위협 속에 이미 존재하고 있었다. 문명이 발달하면서 개인의 욕구 증대, 주변인과의 갈등, 사회적 활동에서 오는 불안감, 심지어는 교통체증에 이르기까지 너무도 다양한 스트레스가 우리를 둘러싸고 있다. 이러한 스트레스 요인은 미리 피하거나 신속하게 해결하기 어렵기 때문에, 점차 축적되어 육체적 · 정신적인 건강에 큰 해를 끼치게 된다.

저자는 가끔 복잡한 두 가지 이상의 중요한 일을 짧은 기간 내에 모두 처리해야 할 경우에 스트레스를 받곤 하는데, 이때 위장장애나 두통을 겪는다. 개인차가 있긴 하지만, 이러한 현상은 흔하게 나타나는 스트레스의 직접적인 피해이다.

이렇게 스트레스 요인들은 실제로 우리의 건강에 직접 영향을 주므로 기준을 마련해 위험평가의 척도로 사용한다. 홀름과 라에는 개인의 사생활 가운데 중요한 변화를 초래하는 사건들을 스트레스의 요인으로 정의했다. 이들은 정신적인 스트레스의 척도를 정하는 데 사용되며, 배우자의 죽음을 100으로 기준 삼아 각 생활 사건이 주는 스트레스의 상대적인 크기를 통계적 방법으로 단계적으로 점수화하고 있다(표 10-1).

스트레스는 모든 질병의 원인

스트레스 때문에 발생되는 생리적인 반응은 뇌 교감신경의 활성화를 통해 진전되며, 동시에 부교감신경계는 신체의 스트레스를 원래의 상태로 회복시키려는 여러 대응 작용을 하게 된다. 뇌의 시상하부는 스트레스에 따른

● 표 10-1. 일상생활에서 받는 스트레스를 상대적인 크기로 점수화했다. 일정 기간 동안(6개월) 경험한 내용의 누적점수를 질병 위험 예측의 지표로 사용하고 있다.

생활사건	한국(1981년)		미국(1994년)	
	순위	점수	순위	점수
배우자의 죽음	1	73	1	123
가까운 가족의 죽음	2	66	3	94
이혼	3	63	2	100
부부간의 별거 후 재결합	4	54	12	59
별거	5	51	4	82
해고	6	50	6	79
가까운 친구의 죽음	7	50	8	71
결혼	8	50	19	50
교도소 수감생활	9	49	7	74
상해 및 질병	10	44	5	80

신경 내분비계의 반응을 중재하는 기능을 한다. 스트레스를 유발하는 외부 자극이 감각기관을 통해 뇌에 전달되면 이에 대한 정보를 대뇌피질에서 통합 · 조정한 후, 눈 뒤쪽 아래의 시상하부로 전달해 호르몬의 분비를 유도한다. 이 과정에서 교감신경 부신계가 활성화되어 신진대사가 활발해진다(그림 10-1).

생명을 탄생시키기 위한 가장 첫 단계의 경우에도 여성이 남성으로부터 받는 여러 감각인 시각, 청각, 촉각 등이 신경세포를 자극해 스트레스를 유발하면 시상하부에서 호르몬의 생성을 자극하는 펩티드 호르몬이 만들어진다. 이 펩티드 호르몬의 자극으로 여성의 몸에서 배란과 배아의 착상이 가능하도록 생식에 관련된 여러 호르몬이 만들어져 분비된다. 이렇게 만들어진 호르몬들은 대부분 유전자를 자극해 특정 효소들을 제조하도록 함으로써 생체 기능을 활성화한다.

스트레스로 인해 뇌에서 증가된 호르몬은 뇌의 해마 및 편도체에 영

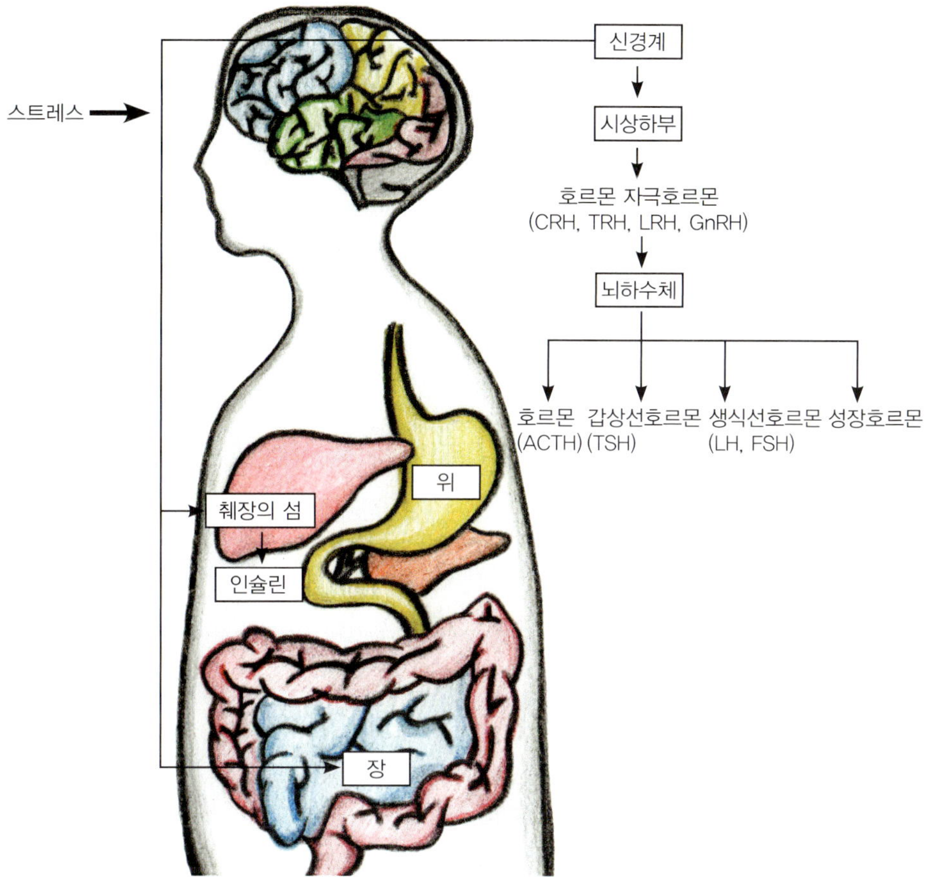

● 그림 10-1. 스트레스는 오감을 통해 신경계에 인지되고 내부비계에 영향을 미친다. 뇌의 신경계는 위, 장, 췌장 등에 직접 영향을 미쳐 호르몬이나 위산 분비 등 각종 반응을 일으킨다. 신경계의 지시를 받은 시상하부는 호르몬의 합성을 자극하는 호르몬을 분비하고, 곧바로 뇌하수체에서는 여러 호르몬을 분비해 신체 내에 여러 현상이 나타나게 된다. 분비된 호르몬들은 주로 생리작용에 관여하는 효소를 만들도록 유전자를 지극한다.

향을 미쳐 인지 및 기억 상실 상태를 유발한다. 스트레스는 외부로부터 침입한 각종 바이러스에 대항하는 생체 면역체계에도 상당한 영향을 미치는 것으로 알려졌다. 만성적인 스트레스는 면역체계에 필요한 단백질의 합성에 영향을 주고 방어 기능을 하는 세포의 활성을 감소시킨다. 일부 어린 학생 중에 학업에 대한 스트레스로 갑작스런 증상(예: 대상포진)이 나타나는 경우가 있다.

스트레스 상태를 해결하지 못하고 오랜 시간 흥분과 긴장 상태가 지속되면 신체적으로나 정신적으로 조화와 균형의 기능(항상성)을 상실하게 된다. 스트레스가 오래 축적된 사람은 먼저 신경질, 공포, 정신분열증 같은 정서적인 장애가 일어날 수 있음은 물론, 신체적으로 면역력이 약화되어 여러 가지 질병에 노출된다. 정신의학 전문가에 의하면, 사람이 스트레스를 많이 받게 되면 뇌하수체에서 호르몬(프로락틴)이 분비되고, 이 호르몬이 남성 호르몬의 분비를 억제하기 때문에 성욕이 떨어진다고 한다. 스트레스를 많이 받는 사람은 부신피질에서 신경전달물질(노르에피네프린)이 방출되는데, 이는 강력한 발기 억제물질로 성 기능을 제대로 할 수 없게 만든다.

그동안 주로 우리나라 여성에게 나타난다고 알려진 화병도 스트레스로 인한 대표적인 질병이다. 스트레스를 오랜 기간 방치하면 육체적인 증상으로 나타나고, 다양한 질병을 유발하거나 병세를 악화시킬 수 있다. 또 심리적으로 불안, 우울증, 분노, 좌절감, 죄책감 등의 정서적인 증상도 나타날 수 있다. 스트레스는 사람마다 다른 증상으로 나타난다. 스트레스에 의한 이러한 증상은 스트레스를 다시 유발하게 되고, 축적된 스트레스는 증상을 악화시키거나 다른 심각한 질병 등을 유발한다(표 10-2). 이렇게 스트레스 사이클의 악순환이 되풀이된다.

암도 스트레스와 관련이 있을까? 암의 발생 원인을 살펴보면 우리 세포 속에 이미 존재하는 원발암성 유전자가 여러 요인에 의해 발암성 유전자(oncogene)로 바뀌면서 암세포가 만들어진다. 또 우리 세포 자체에서 암의 발생을 억제하는 유전자의 기능이 파괴되거나 세포가 암세포처럼 무분별하게 자라지 못하도록 하는 세포 사멸 기능에 문제가 발생하거나, 또는 세포 분열 주기에 이상이 있을 때, 암이 발생한다. 스트레스가 이 단계에서 정상적인 유전자를 발암성 유전자로 바꾸는 데 어떻게 영향을 미치는지 아직 정확히 밝혀지지는 않았다. 암을 발생시키는 원인을 밝혀내기 위해 스트레스가 체내에 미치는 영향을 실험적으로 연구하려는 적절한 실험동물이 없어 현실적으로 거의 불가능하다.

저자가 오랫동안 암 연구를 수행하면서 매사에 예민하거나 스트레스에 많이 노출된 중년 이상의 사람이 암에 쉽게 걸리는 것을 볼 수 있었다. 스트레스가 암의 원인이라는 사실을 과학적으로 증명하기가 어렵기는 하나, 심한 스트레스는 분명히 암의 발생 원인 중 하나일 것으로 예측된다. 최근에 발표된 역학조사에서도 스트레스를 많이 받는 특정 직업 종사자의 암 발병 확률이 현저히 높게 나타났다. 얼마 전 혈액형과 암 발생률의 비교 데이터에 의하면 AB형이 O형에 비해서 훨씬 높은 암 발병률을 나타냈다. 아마 혈액형에 따라 스트레스를 받는 정도에 차이가 발생하기 때문일 것이다.

유년기나 청년기에는 개인의 책임이 크지 않기 때문에 스트레스가 비교적 심각한 문제로 발전하지는 않는다. 그러나 우리나라의 40대 이후 중년 가장들은 가정과 사회에서의 무거운 책임감 때문에 심각한 스트레스의 연속적인 도전을 받게 되고, 누적된 결과는 여러 질병으로 나타날 가능성이 커진다.

스트레스를 받으면 간에서는 포도당을 생성시켜 혈당량이 증가하고, 지방의 분해로 유리지방산(free fatty acid: 중성 지방이 분해되어 생기는 각종 지방산. 올

● 표 10-2. 스트레스가 원인이 되어 나타나는 현상과 질병

스트레스의 종류	생리적인 현상 및 유발 가능한 질병
미약한 스트레스	피로감, 식욕부진, 소화불량, 다한증, 목과 어깨결림, 화병, 혈압 증가, 호흡 증가, 동공 확대, 위장관 위축, 신경전달물질의 분비 및 활성화
축적된 스트레스	정신장애: 정신불안, 우울증, 불면증 소화기장애: 소화성 궤양, 과민성 대장증후군, 변비, 설사 호흡기장애: 기관지 천식 내분비계 장애: 갑상선 기능항진증, 당뇨병 통증장애: 두통, 요통 피부질환: 소양증, 두드러기 심혈관장애: 고혈압, 관상동맥질환, 울혈성 심부전증 각종 암: 림프암, 위암 등

레인산, 팔미틱산 등)이 증가하며, 위액의 분비가 촉진되고, 동시에 혈압이 상승하는 생리적인 변화가 따른다. 이 과정에서 자율신경계도 스트레스에 의해 활성화된다. 그 외에도 중추신경계에서 신경전달물질(도파민 또는 세로토닌)의 분비가 활성화된다. 이러한 여러 가지 생리적인 반응은 우리 몸이 스트레스에 대응하기 위한 초기 준비 과정이다. 오랜 기간 쌓인 스트레스는 신진대사의 불균형을 초래하고, 결국 거의 모든 신체 기관에 영향을 미친다(표 10-2).

스트레스, 어떻게 없앨 수 있을까?

스트레스는 양면성이 있어서 많은 질병의 원인이 되기도 하지만 어느 정도의 스트레스는 생존이나 건강의 유지에 필요한 요소로 작용한다. 스트레스의 정도를 측정하는 것이 어려운 일이긴 하지만 적당한 수준의 긍정적

인 스트레스는 활력과 정열을 넘치게 하고, 낙천적이고 긍정적인 생각을 갖게 한다. 긍정적인 스트레스는 창의성을 증대시키고 생산성도 훨씬 높여준다. 그래서 스트레스는 개인이 어떻게 받아들이는지가 중요하며, 긍정적인 자세를 갖는 사람에게는 어떻게 활용하는가에 따라 나쁜 스트레스도 득이 될 수 있다.

단기적으로 부과되는 긍정적인 스트레스는 그것을 감당하도록 우리 몸의 시스템을 활성화한다. 약간의 스트레스는 우리의 복원력(resilience)을 강화해 미래에 발생할 수 있는 더 많은 스트레스에 대비하게 해준다. 정신의학 전문가들은 현실성이 적은 희망에 대한 집념과 집착을 버리고, 여유 있는 마음으로 휴식을 통해 일시에 스트레스를 해소하는 것을 적극 권장한다. 정신과 치료에서는 '스칼렛 오하라 기법'이라 해서 '내일 일은 내일 생각하자'라는 마음으로 스트레스를 효과적으로 다룰 수 있을 때까지 그대로 놔두는 방법을 사용하기도 한다.

스트레스의 관리에서 가장 중요한 것은 인내심을 갖는 것이며, 자기에게 적당한 해소 방법을 찾아내어 정착시키는 것이 바람직하다. 관대한 성품으로 남에게 베푸는 생활을 하고, 이기적인 사고방식을 버리고 겸손하고 검소하게 생활해 수위의 질시를 받지 않게 되면, 더욱 손쉽게 스트레스에서 해방될 수 있다. 또 사리판단을 공정하게 하고 원하는 것이 있으면 열심히 노력하되, 체념할 것은 깨끗이 포기하는 것도 스트레스 해소에 좋은 방법이다.

스트레스를 꼭 없애야 한다는 초조함 때문에 또 스트레스를 받는 일이 있어서는 안 된다. 스트레스를 없애기 위한 방법이 일상생활의 여러 측면에서 균형을 갖추어야 한다. 마음가짐과 성격을 바꾸어야 스트레스에서 해방될 수 있다. 스트레스를 피해야 한다는 고정관념에서 빨리 벗어나는 것이 중요하다. 스트레스의 존재를 받아들이고 순응하면서 결과를 기다리는 방법이 현명한 대처일 수도 있다. 필요 없이 매사 걱정을 하거나 매사에 부정적으로 생각하는 사람은 그만큼 스트레스를 더 받게 된다. 어떤 상황에서도 긍정적으로 생각하는 습관을 먼저 갖도록 하자.

사회성이 부족하고 생소한 일에 접촉하기를 두려워하는 자녀를 둔 부모는 어렸을 때부터 이러한 성격을 고치려는 노력을 해볼 필요가 있다. 요즘 많이 참여하는 군대식 야외 훈련은 참을성과 독립심을 기르고, 장래에 받게 될 스트레스를 간접 체험할 수 있다는 면에서 유익한 교육 프로그램이다.

저자는 대학 시절 매사에 소극적이고 수줍어하는 성격을 고치기 위해 해병대에 입대해 복무했다. 당시 6개월 동안 김포에 있는 포병대 진지 구축 작업을 하느라 매일 중노동을 했는데, 이런 작업도 해보았으니 서울역에서 등짐을 날라서도 밥을 먹고 살 수 있겠다는 자신감을 얻고 매사에 적극적으로 임하게 되었다. 이렇게 젊은 시절의 노력으로 한 인생이 바뀔 수 있다면 성격 바꾸기도 한번 시도해볼 만하지 않을까?

최근 어느 종합병원의 정신과 의사가 직장인을 상대로 스트레스 해소 방법을 조사했다. 결과는 운동, 친구와 대화, 맛있는 음식, 목욕 및 흡연의 순서였다. 음주, 흡연, TV 시청, 컴퓨터게임, 좋아하는 음식 등 차후에 오히려 건강을 해칠 수 있는 방법으로 스트레스를 해소하는 사람이 29.5%였으며, 대화, 운동, 산책 및 스트레칭 등의 바람직한 방법을 사용하는 사람이 28.7%로 나타났다. 같은 시기 미국에서는 음악 감상 등 취미 활동(82%)이나, 가족, 친구와의 대화(71%), 기도 묵상(62%), 운동(55%), 음식 섭취(37%) 등의 순서로 스트레스를 해소했다. 흡연, 음주 등 건강에 나쁜 해소법을 사용하는 사람은 불과 26%에 그쳤다.

정신과에서는 스트레스를 감소시키는 치료 방법으로, 인지 치료, 이완기 치료법, 감정 조절, 자존감 증진, 인지 기술 훈련, 식이 조절, 규칙적인 운동, 효율적인 시간 관리, 효과적인 의사소통, 그리고 최종적으로 약물 치료 등을 사용하고 있다. 참고로 여러 매체에서 소개되는 수많은 스트레스 해소 방법을 여기에 정리해 제시해보기로 한다. 자기 상황에 적절한 방법 한두 개를 선택해 시도해보고 효과가 있는 방법을 적용하면 된다(표 10-3).

스트레스를 해소하는 이완기 방법으로, 긴장을 이완하는 행동을 찾아 실행한다. 너무 계획적으로 매사를 까다롭게 생각하는 완벽주의자는 스스로 스트레스를 만들어 살아가기 때문에 여러 가지 폐해를 초래하게 된다. 놀거나 휴식을 취하면서 스트레스를 이완시켜보자. 산책을 하거나 클래식 음악을 듣는 등 가능한 여유를 갖고 느슨해지도록 노력한다.

스트레스를 주는 문제에 대한 대처를 미루지 않고, 즉각적으로 환경을 바꾼다던지 해서 해결해 버리는 방법이 있나. 이 방법은 담배를 끊는 것처럼 스트레스에 즉각 대처하는 방법이다. 문제를 해결하는 여러 가지 방법의 목록을 작성하고 득실을 따져 최선이 아니면 차선이라도 택하는 방법도 있다. 상황을 재구성해보기도 하고 어떤 일을 여러 관점에서 보려는 태도를 가짐으로써 스트레스를 완화할 수 있다. 또 스트레스의 원인을 분명하게 파악하고, 그 대응책을 찾아 해결하도록 노력한다. 긍정적인 문구나 좌우명을 써 놓고 자주 되새기는 것도 시도해볼 만하다. 자신에게 스트

● **표 10-3. 가능한 스트레스 해소 방법**

해소 방법의 종류	스트레스 해소 방법
의사소통	가족, 친지와 대화, 종교가 있을 경우 관련 종교인과의 상담
감정의 발산	큰 소리로 웃거나, 소리 지르기, 즐거운 오락 프로그램 시청, 소리 내 울기, 슬픈 음악이나 영화를 보고 눈물을 쏟아내기
음식물 섭취	잠자기 전 따뜻한 우유 마시기, 허브 차 마시기, 물 자주 마시기, 식이조절
운동	규칙적인 운동(배드민턴 등), 극한의 스포츠(마라톤, 등산)
정신자세	완벽주의 탈피하기(대충대충 해치우기), 남을 칭찬하기, 명상
휴식	낮잠 자기, 묵상, 목욕, 산책, 산림욕
여가	드라이브, 정원 가꾸기, 요리하기, 여행하기 등 취미활동

레스를 유발하는 요인을 기록해보면 스트레스를 유발하는 원인에 대한 여러 다른 관점을 발견할 수 있다. 꼭 스트레스의 원인을 변화시킬 수 없다면 아예 수용하는 방법도 좋은 대처 방법이다. 스트레스에 지배받지 않으려면 대범하게 생각해 스스로 스트레스를 지배하도록 한다.

스트레스의 치유 방법으로 숲에 가는 것도 하나의 방법이다. 숲 속에서 명상, 눈을 감고 걷기, 삼림욕 등의 신체 활동을 통해 삶에 활력과 여유를 주어 스트레스를 줄일 수 있다. 숲에서 지내면 스트레스 관련 호르몬 분비가 억제된다. 또 숲에서 많이 발생되는 음이온은 부교감신경을 활성화해 마음을 평안하게 해주고 불면증을 없애준다. 일반 도시보다 숲 속에는 공기 중에 많은 산소가 포함되어 있어, 신체를 안정된 상태로 유지시킨다.

음식으로도 어느 정도 스트레스를 조절할 수 있다. 스트레스를 줄이는 음식물로 오메가-3 지방산이 권장된다. 비타민 C가 많이 들어 있는 딸기, 키위, 귤, 우유, 사과나 오렌지 주스를 먹으면 스트레스로 상승된 혈압을 조절해준다. 아이들의 스트레스 해소를 위해 유자차, 레몬차 또는 매실차를 마시게 하는 것도 좋다. 검은깨는 초조한 마음을 가라앉게 한다. 뇌에 충분한 에너지를 공급해 스트레스에 대처하는 능력을 유지하도록 아침 식사는 반드시 거르지 않는 것이 좋다. 스트레스를 받으면 단것이 먹고싶을 때가 있는데, 건강에 별로 좋지 않으므로 가급적 삼가고, 신경을 날카롭게 하는 카페인 섭취는 가능한 줄인다.

지속적인 운동을 통해 스트레스를 예방하는 사람은 건강한 체력을 유지함은 물론, 심리적으로도 자신감과 안정감을 찾아 삶의 질을 한층 더 높일 수 있다. 적절한 운동을 하면 스트레스도 잊게 되지만, 필요한 에너지를 공급하기 위해 산소를 신체의 각 부위에 더 많이 전달하게 되고, 노폐물의 배출을 위해 신진대사가 원활하게 진행된다. 극한의 스포츠를 즐길 때 나오는 긴장감의 스트레스를 유스트레스(eustress)라고 하는데, 운동을 함으로써 발생되는 새로운 긴장은 오히려 생삭을 분산시켜 스트레스의 해소를 도와준다.

11장

우리는 몇 살까지 건강하게 살 수 있을까?

지난 반세기 동안 우리나라의 발전을 위해 밤낮으로 노력한 주역들이 고령화 사회에 진입한 지금은 부담스러운 존재로 취급 받고 있다. 급속한 고령화에 대비하기 위한 사회 차원에서의 대책 마련도 시급하지만, 우리 스스로 자신의 건강한 노후를 준비하는 것이 점점 길어지는 노년기를 알차고 즐겁게 보낼 수 있는 더욱 효과적인 방법일 것이다. 과연 어떻게 하면 오래, 또 건강하게 인생을 누릴 수 있을까? 이 장에서는 이러한 물음에 대한 답을 찾아보려 한다.

사람은 얼마나 오래 살 수 있을까?

오래 사는 동물은 어떤 종이 있을까? 『종의 기원』의 저자인 다윈이 갈라파고스 섬에서 영국으로 가져온 거북이는 175년을 살았다고 한다. 철갑상어는 150년 가량을 살 수 있으며, 바닷가재도 평균 100년을 산다고 한다. 그렇다면 이 세상에서 가장 긴 수명을 자랑하는 동물은 무엇일까? 지금까지의 연구에 의하면 남극지방의 깊은 바다 속에 사는 육방해면체는 무려 10,000년의 수명을 누리는 것으로 알려졌다.

일반적으로 장수하는 동물인 거북이, 이구아나, 코끼리는 '느림보'라는 별명답게 느긋한 생활양식을 가지고 있으며, 대개 번식 능력을 오래 유지하는 것이 특징이다. 해면동물이나 철갑상어는 성장 속도가 매우 느린 대신 평생 성장을 계속한다. 또 일반적으로 기온이 낮은 곳에 사는 동물이 오래 산다고 한다.

그렇다면 인간의 수명은 어느 정도일까? 그 해 태어난 아기가 평균적으로 살 수 있는 기대수명, 즉 평균수명을 기준으로 알아보자. 2011년 OECD 건강 데이터에 따르면, 2009년 우리나라 여성의 기대수명은 83.8세로 나타났고, 남자의 기대수명은 76.8세이며 평균 기대수명은 80.3세를 넘어섰다. 또 2009년 기준으로 스위스는 82.3세, 일본은 83세의 평균수명을 기록해 세계 최장수 국가가 되었다. 일본은 1923년 당시 100세 이상의 인구가 153명에 불과했는데, 2011년에는 전체 1억 2870만 명의 인구 중에서 100세 이상 인구가 4만 명 이상이라고 한다.

의학이나 식량 생산 기술이 발달하지 못했던 시대에는 질병, 영양 결핍에 의한 높은 영아 사망률로 인해 인간의 평균수명이 매우 낮았나. 예수가 탄생하기 직후 인간의 평균수명은 20세 정도로 추정된다. 당시는 의료 기술이 전적으로 민간요법에 의존하던 때였다. 19세기에 이르러 평균수명은 40~50세로 늘어났다. 평균수명이 20세에서 40세로 높아지는 데 1,900년이나 소요된 것이다.

표 11-1. 수명 연장의 역사

기간(년)	평균수명(년)	소요기간	의료기술
0~1900	20~40(20년 증가)	1,900년	민간요법
1900~2000	35~75(40세 증가)	100년	면역(전염병), 호르몬, 유전자, 효소 규명(약품개발)
2000~2050	75~95(30년 증가)	50년	장기 이식, 유전자 치료법
2050~2100	95~125(30년 증가)	50년	장기 개량, 암 완치, 모든 성인병 치료 가능

한편 1945년 35세에 불과했던 우리나라의 평균수명은 2009년 세계보건기구(WHO) 조사에 따르면 80세까지 높아져 평균수명이 두 배로 증가하는 데 60여 년밖에 걸리지 않았다. 그동안 경제적으로 부유해지고 식량 생산 기술도 나날이 발전하면서 충분한 영양을 섭취할 수 있게 되었고, 의학 면에서도 여러 면역백신이 개발되어 치명적인 전염병을 막고 호르몬, 유전자, 효소 등의 원리를 이용한 다양한 의약품을 누구나 사용하게 된 덕분이다.

우리의 수명을 연장시킨 과학적 성과는 노벨상 수상자의 업적을 살펴보면 잘 알 수 있다. 이들의 연구를 통해 많은 전염병 백신이 만들어졌고, 비타민이나 각종 항생물질을 발견했다. 비단 유명 노벨상 수상자뿐만 아니라 기초의학 및 생명과학자들은 지금도 보이지 않는 곳에서 인간을 괴롭히는 여러 질병을 극복할 방법에 대해 연구를 계속하고 있다. 이러한 기초과학 연구 덕택에 우리는 앞으로 더욱 건강하고 오래 살아갈 것이라는 기대를 할 수 있는 것이다.

이렇게 각종 기술의 발달은 인간의 평균수명을 비약적으로 높이고 있다. 미래과학자들은 2050년쯤에는 95세, 2050년에서 2100년 사이에는 125세까지 평균수명이 증가할 것으로 예상한다. 또 이 시기에는 면역 거부

반응이 전혀 나타나지 않는 장기를 쉽게 만들어 환자들에게 이식할 수 있고, 유전자를 이용해 성인병을 완치할 수 있을 것으로 기대한다(표 11-1). 많은 생물학자들은 동물이 평균적으로 기관이 성장하는 데 걸리는 기간(25년)의 5~6배 정도 생존하는 것으로 추정해 인간의 최대 수명을 125세 정도로 예측하고 있다. 최근 노화를 결정하는 유전자를 초등동물에서 발견하게 되면서 몇몇 생물학자는 사람이 160세까지도 생존할 수 있다는 주장을 펴기도 한다. 실제로 인류 역사상 가장 오래 살았던 영국의 토마스 파(1438~1589)는 152세까지 생존했다고 한다. 그는 키가 152cm에 몸무게는 53kg로 작은 체구였으며, 영국 왕실에 초대되어 폭식을 한 뒤 사망했다는 이야기가 전해진다.

그러나 지금까지 언급한 이야기는 어디까지나 '평균적으로 기대하는' 수명일 뿐, 모두가 건강하고 장수하는 것은 아니다. 20여 년 전, 한국생화학회의 학회 중 세계적인 생체대사 전문학자인 할란 지 우드 박사가 저자와 대화하면서 "사람이 오래 사는 것은 유전적이어서 본인도 그렇지만 자기 동료들을 볼 때, 부모가 오래 살면 자녀도 오래 사는 것 같다"고 했다. 프랑스에서 122세로 가장 장수한 장 루이는 아버지가 94세, 어머니가 87세까지 생존했다고 한다. 노화를 연구하는 학자들은 사람의 수명이 보통 80%는 생활습관에, 나머지 20% 정도는 유전적 성향에 의해 결정된다고 말한다.

덴마크 남부대학 크리스텐센 교수는 70세 이상의 쌍둥이 1,826쌍의 얼굴을 비교한 결과, 더 젊어 보이는 쪽이 실제로 더 오래 산다는 사실을 발견했다. 크리스텐센 교수는 유전적으로 동일한 쌍둥이라도 거친 인생을 사는 사람일수록 더 일찍 죽을 확률이 높으며, 실제 나이보다 늙어 보인다면 건강이 좋지 않다는 신호라는 결론을 내렸다.

일반적으로 여성이 남성보다 오래 산다는 것은 널리 알려진 통설인데, 최근 「뉴스위크」지에서는 남성이 여성보다 수명이 짧은 이유가 남성이 자신의 건강에 대한 관심이 낮기 때문이라는 기사를 발표했다. 이러한 현상을 가리켜 건강에 전혀 관심이 없는 것처럼 행동하는 '존 웨인 증후군' 또는 타조가 위험에 처했을 때 머리만 모래 속에 숨겨 안전한 것처럼 착각한다는 '타조 증후군'으로 빗대어 이야기했다.

생명과학이 밝혀낸 인간 수명의 비밀

노화의 원인에 대한 수많은 학자의 연구 결과를 종합하면 미토콘드리아에서 탄수화물 대사를 통해 에너지를 생산하는 과정에서 발생되는 활성산소가 산화반응을 일으켜 세포 내 여러 중요 물질의 기능을 파괴하기 때문에 세포의 노화가 촉진되는 것으로 밝혀졌다. 그래서 학자들은 활성산소를 억제함으로써 노화의 원인 물질을 제거하기 위해 항산화 물질을 탐색하는 연구를 수행하게 되었다.

노화 현상의 직접적인 원인으로 밝혀진 유리라디칼에 관해 알아보자. 분자는 안정된 결합을 형성하기 위해 여러 쌍의 전자로 구성되어 있다. 만일 이들 결합 중 하나가 절단되면서 전자쌍 중 한 개의 전자만 남게 되면 그 분자는 '유리라디칼'이 되고, 다른 전자를 찾아 전자쌍을 이루어질 때까지 반응성이 큰 불안정한 형태가 된다(그림 5-2).

우리 몸에서 산소가 관여하는 정상적인 생화학반응 과정 중에서도 유리라디칼이 얻어지며, 프로스타글란딘과 같은 호르몬, 금속류, 방사선과 같은 외부 요소, 그리고 오염물질, 제초제 등에 의해서도 유리라디칼이 만들어진다. 활성산소는 고립전자를 가지고 있지는 않지만 매우 불안정하고 반응성이 대단히 큰 분자이므로 문제를 일으킨다(그림 5-2). 유리라디칼은 수분 내에 주위에 수천 개의 라디칼을 생성하는 연쇄반응을 일으켜 결국 조직을 손상시키고 세포의 여러 기능을 상실시킨다.

사람의 수명에 관한 가장 획기적인 최근의 연구성과는 2009년도 노벨 생리의학상을 수상한 미국의 세 과학자, 샌프란시스코 대학의 엘리자베스 블랙번 교수, 존스홉킨스 대학의 케럴 글라이더 교수 그리고 하버드 대학의 잭 샤스택 교수가 염색체 끝 부분의 DNA인 텔로미어(Telomere)라는 유전자의 구조와 역할을 규명한 것이다. 세포의 수명을 결정하는 비밀을 간직한 이 텔로미어는 염색체 끝 부분에 위치한 DNA의 독특한 염기 순서로, 세포가 분열을 할 때마다 끝 부분이 조금씩 절단되어 줄어든다. 그래서 텔로미어가 다 쓰이게 되면 세포는 그 이상 분열하지 못하고 죽게 된다(그림 11-1). 텔로미어는 세포가 얼마나 더 분화할 수 있는지를 알려주는 일종의 '생체 타이머'로 기능한다.

이들 세 명의 노벨상 수상자는 텔로미어와 텔로미어의 길이를 유지시키는 텔로머라아제라는 효소를 발견했다. 현재 노화를 연구하는 많은 학자들은 텔로미어의 길이를 최대한 유지시켜 세포의 노화를 억제하는 연구를 수행하고 있다. 평균 100살을 사는 바닷가재는 특히 긴 텔로미어를 가지고 있음이 밝혀졌다. 텔로미어는 젊어 보이는 것과도 관계가 있는데, 나이보다 젊어 보이는 사람은 그렇지 못한 사람보다 더 긴 텔로미어를 지니고 있는 것으로 나타났다.

생식세포나 암세포는 무한 재생이 가능하다. 이들 세포 내부의 텔로미어는 텔로머라아제라는 효소에 의해 텔로미어가 계속 연장되기 때문에 오래 생존할 수 있는 것이다. 텔로머라아제는 출생 후 완전히 비활성화되지만, 암세포에서는 활성화된 텔로머라아제가 텔로미어를 계속 만들어 일정한 길이를 유지한다. 때문에 과학자들은 암세포의 계속적인 성장을 억제하기 위해 이 텔로머라아제 효소의 활성을 억제시켜 텔로미어의 노화점이 단축되도록 연구하고 있다.

결국 노화는 제한된 크기의 텔로미어와 항산화 물질에 의해 세포 내의 기능성 단백질인 효소나 호르몬 등의 생존에 한계가 생기고, 기능이 약화되기 때문에 나타나는 현상으로 볼 수 있다. 그 외에도 노화는 생체 전반에 걸친 기능의 저하, 즉 줄기세포 기능의 약화로 인한 조직 재생 능력의 쇠퇴, 여러 독성물질 해독 기능의 약화 그리고 신경전달물질(세로토닌과 도파

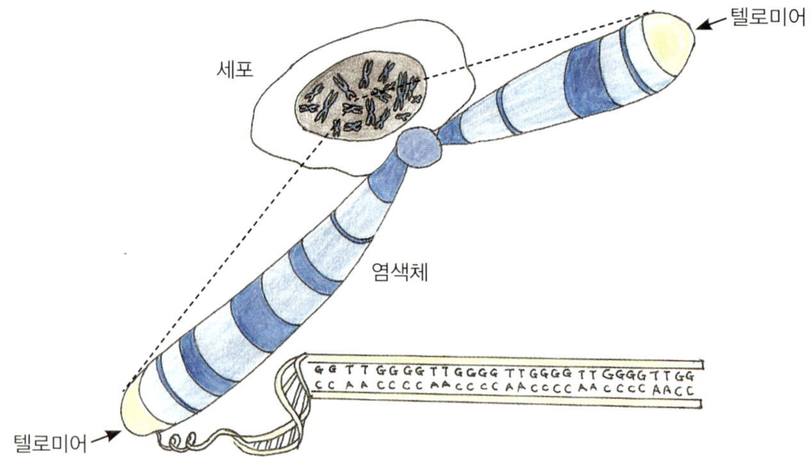

● 그림 11-1. 생체 타이머 텔로미어는 염색체 DNA의 끝 부분에 여러 번 똑같은 순서가 되풀이되는 독특한 유전자의 염기순서를 갖는다.

민)의 불균형, 호르몬의 감소, 혹은 신체기관을 골고루 사용하지 않아 나타나는 신체 기능의 쇠퇴 등, 여러 이유 때문에 종합적으로 나타나는 현상이라고 보는 것이 정확하다.

영국 랑케스터 대학의 닐레시 사마니 교수는 『네이쳐 유전학』지에 발표한 최신 논문에서 "노화를 촉진하는 변이유전자는 사람의 3번 염색체에서 텔로머라아제 유전자(TERC) 바로 옆 특정 DNA 염기서열의 변이로 인해 사람이 빨리 늙게 되고, 심장병 등 노인성 질환도 빨리 겪게 된다"는 연구 결과를 발표했다. 이러한 변이유전자를 갖는 사람은 보통 사람과 비교해서 최장 7년이나 더 빨리 늙게 된다는 사실을 발견해 노화의 개인차가 나타나는 이유를 밝혀냈다.

최근 초파리의 연구에서 노화를 일으키는 유전자를 확인했다고 한다. 오래 사는 대표적인 동물인 거북이의 세포 안에서 생명을 연장하는 물질을 발견했다고도 한다. 그리고 쥐의 유전자를 조작해 평균 생존기간의 두 배를 살게 하는 실험도 성공했다.

미국 알버트 아인슈타인 대학의 노화 연구학자 니르 바질라이 교수는 평균 연령이 100세인 아슈케나지 지역에 사는 유내인 500명의 유진자 DNA 염기서열을 분석한 결과, 보통 사람에 비해서 3개의 특정 유전자가 과잉 발현됨을 발견했다. 연구에 따르면, 이들 염색체의 텔로미어가 보통 사람보다 더 길었으며, 텔로머라아제의 활성이 많이 나타났다. 이 발현 강도가 높은 3개의 유전자 중 2개는 심장병과 뇌졸중 위험을 줄여주는 양성 콜레스테롤 운반체인 고밀도 지질단백질(HDL)의 생성을 촉진하는 것이고, 나머지 1개는 당뇨병을 막아주는 유전자임이 밝혀졌다. 이러한 변이성 유전자를 갖는 유대인들은 치매에 걸릴 확률도 훨씬 낮은 것으로 밝혀졌다. 이러한 요인은 1만 명 중에서 100세까지 생존할 수 있는 확률을 20배나 높여주는 것으로 알려졌다.

앞으로 병을 유발하는 여러 유전자가 확인되고, 또 그러한 유전자를 교체하는 기술의 사용이 가능해지면 병을 일으키는 특정 유전자의 기능을 정지시키고 건강을 증진시키는 유전자를 활성화해 질병의 예방이 가능한 시기가 도래할 것이다. 현재 많은 생명과학자들이 비만, 당뇨, 혈관질환 등을 이러한 유전자 치료를 통해 근본적으로 치유할 수 있는 방법을 연구하고 있다. 또 어느 제약회사는 탄수화물이 분해되어 지방으로 되는 과정을 차단하는 약물을 개발해 비만을 예방하려고 하며, 암과 관련해서 미국의 벤처회사는 유전자 검사를 통해 암세포의 지문을 확인하고 암세포의 공격성, 전이와 재발 가능성, 그리고 항암 치료의 효과를 미리 예측하는 방법을 고안하고 있다. 자궁경부암 백신처럼 암 치료용 백신의 개발도 이제 가능해졌다.

한편 나노 기술을 이용해 인체 내부를 여행하는 미세한 로봇이 혈전을 청소하고, 암세포를 추적해 약물을 전달하거나, 신부전 환자의 투석기를 대체하는 등 생체기관의 대체 기술도 개발되고 있다. 또 미시간 대학의 생물나노기술연구소는, 암세포에 꼬리표를 붙이고, 암세포에 약물을 전달하는 '덴드리머'라는 공 모양의 나노 입자를 개발해 동물 실험을 수행하고 있다. 미래의 나노 의학은 현재의 나노 의학과 차원이 다를 것이다. 나노 기술에 IT 기술이 접목되어 인공지능의 혈관 청소기도 출현하게 될 것이다. 현재 기술의 발달 속도는 매년 제곱수로 빨라지기 때문에 10년 후엔 1,000배, 25년 후엔 10억 배로 발전하게 된다고 미래학자 레이먼드 커즈웰 박사는 예견한 바 있다.

인간의 단백질 지도 프로젝트를 맡고 있는 스웨덴의 울렌 교수는 사람의 세포 내에 들어 있는 26,383개의 유전자 중에서 단백질을 만드는 유전자의 기능이 모두 밝혀지는 2014년쯤에는 그에 대항하는 항체를 만들어 낼 수 있고, 질병에 대한 개인별 맞춤 진단과 치료가 가능하게 될 것이라고 주장한다. 또 이들 항체가 만들어지면 암을 일으키는 단백질을 잡아내는 도구로 사용될 수 있다고 한다. 머지않은 장래에 간단한 혈액 검사를 통해 암을 조기에 발견할 수 있게 되며, 알츠하이머 같은 뇌질환과 당뇨, 비만, 심장병 등의 진단과 치료에 항체가 유용하게 쓰이게 될 것이다.

이와 같이 수명을 연장하려는 수많은 노력과 연구 성과를 통해, 앞으로 질병 없이 오래 건강하게 살 수 있는 무한한 가능성에 대한 기대가 높아지고 있다. 지난 수세기 동안 인간의 수명이 획기적으로 향상된 것은 의 · 약학 및 기초생명과학 연구와 기술의 발전 때문이었다. 병원에서 환자를 다루는 임상 의사가 사람마다 다르게 나타나는 병세를 확인하고, 또 기초생명과학자들은 그러한 병의 원인을 규명함으로써 많은 사람들의 수명 연장이 가능해졌다. 저자는 인류가 건강을 획기적으로 개선해 그 혜택을 누리게 된 것은 불철주야 생명과학 연구에 일생을 바친 많은 과학자들의 덕분이라고 생각한다.

지난 70년대 미국의 케네디 대통령은 선거공약으로 암을 퇴치하겠다고 선언했다. 미국 정부는 한동안 암을 퇴치하기 위해 임상 의사와 의학자들에게 집중적으로 연구비를 투입했으나 좋은 성과를 얻지 못했다. 정부는 결국 정책을 바꾸어 암의 근본적인 원인을 규명하는 기초생물학에 연구를 집중했는데, 그 결과 미국은 세계에서 가장 생명과학이 발전된 나라가 되었으며, 동시에 각종 질병의 원인을 밝히고, 그에 대처하는 약물이 개발됨으로써 세계의 모든 인류가 건강을 유지하고 수명을 연장할 수 있게 되었다.

기초학문은 어찌 보면 경제적 낭비인 것처럼 보이지만, 기초 연구의 성과는 마치 산에서 금광의 광맥을 찾아내는 것과 흡사하고, 또 응용 기술은 광석을 캐내고 제련해 금을 얻는 제품화 과정에 해당한다. 최근의 추세로는 선진국에서 학자들이 기초 연구의 결과를 학술지에 발표하기 전에 특허를 미리 신청하기 때문에 기초과학의 저변이 없는 나라에서는 기술의 종속을 면하기 어렵게 되었다. 때문에 기초자연과학의 발전은 국가발전의 척도라고 할 수 있다.

우리나라도 먼 앞날을 위해 우수한 인재들이 기초과학을 계속 연구할 수 있도록 지원하는 제도의 마련이 필요하다. 미국에 수만 명의 기초 연구자를 두고 있는 중국은 앞으로 가장 유망한 과학 기술 강국 중 하나가 될 것이다. 우리나라의 경우, 학생들이 기초과학 분야의 선택을 기피하는 까닭에 연구소에 우수한 인재들이 부족해 제대로 연구를 하지 못하고 있는데도 이에 대한 근본 대책이 부족한 상태이다.

건강하게 오래 사는 비결은?

노인들은 누구나 무병장수(無病長壽)하다가 편안하게 세상을 떠나는 것이 한결 같은 소망이다. 일반적으로 건강하게 오래 사는 사람은 항상 긍정적이고, 활동성 및 호기심이 많으며, 신중함과 인내력을 가지고 있다고 한다. 어떤 미래학자는 "수명을 연장하는 데 가장 먼저 물리쳐야 할 적은, 게

으르고 건강에 무관심한 나 자신"이라고 말했다. 문제는 정확한 지식을 쌓고, 건강한 식습관, 적절한 운동, 스트레스 해소, 뇌 기능 유지를 위한 꾸준한 지적 활동, 유해물질에의 노출 차단 등 누구나 알고 있는 건강 상식을 지금 당장 실천하는 것이다. 건강하게 오래 사는 비결이 여러 학자에 의해 수없이 발표되고 있는데, 그 공통점을 요약하면 표와 같이 정리할 수 있다 (표 11-2).

표 11-2. 건강하게 오래 사는 방법

종류	관리 방법
음식물 및 유해물질 관리	1. 음식물은 적게 일정량을 골고루 잘 먹으며 튀긴 음식과 짠 음식을 피하는 것이 좋다. 2. 음주는 하루에 1~2잔 이하로 하고, 절대로 금연해야 한다. 적포도주와 같이 노화방지 물질이 들어 있는 술은 약간 섭취해도 좋다. 3. 방사능, 화학물질, 등 환경오염 물질이나 자외선에 대한 노출을 전적으로 피해야 한다.
사회성 및 스트레스 관리	1. 항상 두뇌 활동을 계속하고, 일을 지속적으로 하면, 안 하는 사람보다 수명이 훨씬 길어진다. 2. 과도한 스트레스를 피하고, 가족, 친구, 이웃과 잘 어울려 지내면서 외로움을 물리친다. 3. 적절한 스트레스는 항상 약간의 긴장 상태를 유지하게 하므로 오히려 건강에 이롭다
운동 및 휴식	1. 운동은 주기적으로 하고, 등산은 장수 운동이므로 적극 권장하나 무리하면 오히려 해가 된다. 2. 섹스도 가능하면 계속할 것을 권한다. 3. 규칙적인 생활을 한다. 잠을 충분히 잔다.
질병 관리	1. 신체에 이상이 있으면 곧바로 의사와 상의한다. 2. 질병에 관련된 전문 의사를 신뢰하고 지시를 잘 따른다. 3. 간염이나 당뇨병을 조심하고, 고혈압을 잘 관리한다. 4. 필요한 예방주사를 기피하지 말고 접종한다.

노화의 주된 원인 물질은 여러 대사 과정에서 발생되는 부산물로, 반응성이 강한 활성물질들은 우리 몸속에서 주요 기능을 하는 단백질, 유전자 등의 분자에 영향을 미치고 기능을 상실하게 한다. 우리 몸에서는 이러한 활성산소의 기능을 억제하는 효소체계가 항상 작동해 곧바로 다른 무해한 물질로 분해시킴으로써 세포를 정상적으로 유지하고 있으나, 나이가 들면 이런 방어체계에 관여하는 효소들이 기능을 제대로 수행하지 못하므로 세포의 노화가 촉진되는 것이다.

오랜 동안 효소를 연구해온 저자는 생화학적으로 볼 때 건강한 효소의 공급에 문제가 발생하면 노화가 촉진된다고 생각한다. 우리가 건강하게 오래 살려면 정상적인 효소가 지속적으로 체내에서 만들어져야 하는데, 이 책의 여러 곳에서 강조하고 있듯이 효소를 만드는 기본 원료인 필수 아미노산과 효소의 기능에 필수적인 비타민, 그리고 미네랄의 원활한 공급이 가장 과학적인 건강관리 비법이다. 자동차의 조립공정에서 한 개의 부품이라도 부족하면 자동차의 성능에 문제가 발생하고, 결국 치명적인 결과를 가져오는 것과 같이, 효소와 그 기능에 필요한 여러 요소를 빠짐없이 챙길 필요가 있다.

필수 아미노산과 비타민은 우리 몸속에서 만들지 못하므로 외부로부터 반드시 섭취해야 한다. 지방이 적은 육류나 생선의 섭취로 필수 아미노산을 보충해야 하며, 우유, 비타민이 풍부한 견과류, 채소와 과일을 먹으면 좋다. 우리나라에서 장수한 사람들은 채소와 된장국, 두부 등을 많이 섭취하는 것으로 나타났다. 콩류에는 필수 아미노산과 항산화 물질이 많이 들어 있다. 그리고 균형잡힌 영양 섭취와 마음의 안정을 위해 매일 세 끼 식사를 가족과 함께하는 습관도 건강관리에 대단히 중요하다(표 11-3).

● 표 11-3. 노화억제에 좋은 식품 및 영양소

식품 및 영양성분	효과
오메가-3가 포함된 식품(생선, 기름기를 뺀 육류 등)	우울증이나 심장병 예방
폴리페놀 함유 식품(초콜릿의 원료인 코코아 씨 등)	진정효과, 몸에 해로운 산화물질 제거
코엔자임큐 함유 식품(육류), 컬큐민 함유 식품(카레의 성분), 멜라토닌 함유 식품(귀리, 생강, 토마토 등), 엽산 함유 식품(효모, 시금치 등), 비타민 C, DHA 함유 식품	항산화 효과

또 적절한 체중의 유지가 성공 노화의 핵심 중 하나이다. 나이가 들면서 근육의 양은 줄고 피하지방은 내장에 쌓이기 때문에 식사 조절과 규칙적인 운동으로 체형을 관리하는 것이 중요하다. 건강한 노후를 위해 칼로리가 높은 음식물을 제한적으로 섭취하고, 활성산소의 생성을 억제하는 식이요법을 생활화해야 한다. 많이 움직이고, 자주 스트레칭을 하며, 엘리베이터를 이용하기보다 층계를 걸어 다니는 것이 바람직하다. 복부 비만을 예방하려면 활동량을 늘리고 주 3회 이상 땀나는 운동을 하며, 간식을 아예 먹지 않는 것이 좋은 방법이다.

저자는 누구나 항상 할 수 있는 국민체조가 하나 있었으면 한다. 가끔 집 앞 공원에서 옛날 일본식 국민체조를 하는데 유연성이나 율동의 모양이 탐탁치 않아 따라 하기 어렵다. 저자가 평소에 생각하건대 택견을 국민체조로 일부 개량해 모두가 사용할 수 있도록 보급했으면 좋겠다. 온몸의 스트레칭으로 운동이 되면서 유연성을 키울 수 있어 평생 즐겨도 좋을 것이다.

이렇게 따로 운동을 할 수 없는 사람은 일상생활에서 많이 움직이는 습관을 들이는 것이 좋은데, 미국에서는 이러한 다이어트 방법을 '니트

(Non-Exercise Activity Thermogenesis, 비운동 활동 열 생성)'라고 부른다. 이는 평소 생활 속에서 에너지를 소모하는 방법이다. 영국의 BBC에서 보도한 바에 의하면, 역시 많이 걷는 것을 권장하는데, 하루에 30분씩 분당 100보의 속도로 활기차게 양팔을 흔들면서 걷는 것이 가장 적절한 운동 강도라고 한다.

노년의 스트레스는 건강 장수 최대의 적이다. 스트레스를 많이 느끼면 우리 몸속에서 호르몬(코티졸)의 수치가 낮아지고, 면역력이 떨어지며, 각종 감염성 질병에 쉽게 걸리게 된다. 노인들은 가능한 신상에 복잡한 문제는 빨리 정리해 해결하고, 특히 자녀에 얽매이지 않고 독립적으로 사는 것이 스트레스를 줄이는 최선의 방법이다.

참고로 저자가 서양에서 경험한 독립심을 기르는 교육 방법 중의 일부를 소개하려고 한다. 서양에서는 아기가 혹시 넘어져 울게 되어도 절대로 부모가 일으켜 세우지 않고, 반드시 스스로 일어나도록 교육한다. 미국에서는 어려서부터 아이들이 자신의 방에서 혼자 자도록 한다. 한번은 초등학생이 사과를 팔러 와서 문을 두드리기에 당황한 적이 있었는데, 그 아이의 아버지가 멀리서 지켜보고 있었다. 스스로 돈을 버는 훈련이었던 것이다. 저자가 파티를 가는 날이면 아이를 돌볼 사람이 필요했는데, 부유한 변호사의 중학생 딸이 매번 우리 집에 와서 아이들을 돌봐 주었다. 자정이 지나 집에 데려다 주면서 아르바이트를 하는 이유를 물어 보았더니 어머니의 생일선물을 용돈이 아닌 자기가 번 돈으로 사려고 아르바이트를 한다고 말했다.

미국에서는 고등학생이 되면 철저하게 독립하도록 가르치며, 자녀의 의사를 최대한 존중하고, 용돈은 스스로 벌어서 사용하도록 교육한다. 대부분의 대학생은 자기가 아르바이트를 하거나 은행에서 대출을 받아 공부하고, 졸업 후 직장을 얻으면 갚는다. 우리에게는 생소한 방법이며 냉정하게 보일지 모르지만, 부모와 자식이 독립된 개체로 서로에게 부담이 되지 않는 관계를 유지할 수 있다.

이제 우리나라에서도 평생 자녀를 뒷바라지 하는 인생을 살다가 은퇴 후에 대비도 없이 말년을 살게 되는 부작용을 해결하기 위해 대책을 연구할 때가 되었다. 국가 차원에서 성인이 된 자녀들이 고등학교를 졸업하면 독립할 수 있도록 고용 확대 등 제도를 마련해야 한다. 이제 자식을 제대로 잘 가르치고, 부모 자신의 노후도 잘 준비해야 하기 때문에 경제적 능력이 매우 중요한 시대가 되었다. 저자의 생각으로는 세제를 개선해 더 많은 재원을 확보하고, 기업은 젊은 세대의 일자리를 많이 만들어 자식 세대와 부모 세대가 공존하도록 하는 여러 대안을 빨리 마련해 심각한 사회 문제를 방지해야 한다.

미국 건강 나이의 창시자 마이클 로이젠 교수는 그의 저서 『내 몸 젊게 만들기』에서 "노화는 대단히 복합적인 문제여서 항상 관심을 가지는 것이 중요하고, 나쁜 식습관 등 버릴 것은 빨리 버리고, 몸에 좋은 것만 택하는 노력을 당장 실시하는 것"이 건강하게 오래 사는 방법이라고 조언하고 있다. 바이오 지식을 습득해 합리적이고 과학적이지 못한 약물의 남용은 항상 경계해야 한다. 요즘 여러 매체에서 과학적 근거가 없이 각종 요법을 광고하는 경우가 있다. 건강한 노인으로 살려면 "회춘에 좋다는 보약은 쓸데 없는 짓이고, 건강은 정직한 방법으로 노력할 때 얻어지는 것이며, 과학적으로 증명이 되지 않은 비법은 멀리한다는 신념"을 갖는 것이 중요하다. 로이젠 교수는 나이가 들수록 더 긴장하고 더 열심히 일하는 사람이 건강하게 오래 살 수 있다고 강조하고 있다. 젊은 사람들과 자주 어울리면서 젊은 생각과 젊은 언어를 읽으라고 권하는 사람도 있다.

오래 살기 위해 운동, 휴식, 마음가짐 모두가 중요하지만, 건강을 지키는 최선의 방법은 역시 정기적인 건강검진이라고 경험 있는 의사가 권하고 있다. 발전된 의학 지식을 최대한 활용하는 것이 가장 과학적인 건강 관리법의 하나이다. 철저한 예방 접종으로 질병을 예방하는 것도 중요하다. 병은 치료 시기를 놓치게 되면 "호미로 막을 것을 가래로도 막을 수 없게 된다"는 속담에서처럼 돌이킬 수 없는 결과로 발전하기도 하므로, 병원에 가는 것을 두려워하지 말고 필요하면 적극적으로 치료를 받아야 한다.

무엇보다 늙어도 젊은 꿈과 열정의 좋은 스트레스를 가지고, 적극적인 생각으로 끊임없이 새로운 일에 도전하면서 사는 것이 장수의 비결이다. 참고로 우리나라에서 회갑이면 노인 취급을 받지만, 서양에서는 65세에서 75세를 '젊은 노인(Young old)'이라 부르고, 이 시기를 활동성 은퇴기(active retirement)라고 하여 활발한 활동이 가능한 시기로 본다.

12장

환경오염, 인류의 종말을 불러올 것인가?

급속히 발전하는 현대 문명은 우리 삶을 편안하고 풍요롭게 만들어준 반면, 생명체에 필수적인 물, 공기, 토양 등 환경을 심각하게 오염시켰다. 지구의 기후를 바꾸어 생태계의 혼란을 야기하는 온난화 현상은 이미 돌이킬 수 없는 단계에 이르렀다는 보고까지 나오고 있는 실정이다. 우리가 건강을 유지하고 좀 더 나은 삶의 질을 찾기 위해서는 우리 몸속 기관을 다스리는 것도 중요하지만, 인체에 직접적으로 나쁜 영향을 미치는 환경오염에 적극적으로 대응하고 피해를 최소화하려는 노력도 필수적이다. 그래서 이번 장에서는 외부 환경 요소가 생체에 미치는 영향을 살펴보고 환경오염의 위협에 대처하는 방법들을 살펴보고자 한다.

| 인간의 욕망, 지구를 망가뜨리다

19세기 산업혁명 이후 인간의 끊임없는 욕구는 계속해서 새로운 기술을 만들어냈다. 각종 첨단 기술의 개발은 동시에 막대한 양의 자원 소비를 필요로 했고, 각종 부산물을 여과 없이 쏟아내면서 결국 환경의 파괴를 불러왔다. 어떤 학자에 따르면, 지난 20세기에 사용한 에너지가 그 이전 1,000년 동안 사용했던 에너지 양의 10배가 넘는다고 하니, 과거, 현재, 미래의 인류가 공유해야 할 자원을 불과 몇 세기 만에 소모해 버리고 우리 삶의 터전마저 망가뜨렸다는 책임을 면하기 어려울 것이다. 역사학자 J. R. 맥닐은 20세기를 '방탕한 세기'라고 칭하면서, 산업 시설과 경제 규모가 폭발적으로 팽창하는 동안 생활환경은 심각하게 파괴되어, 결국 인간은 혹독한 대가를 치르게 될 것이라고 경고한 바 있다.

환경오염, 자원 고갈, 지구 온난화 등 전 세계는 인류의 미래를 위해 서둘러 해결해야 할 난제를 떠안고 있다. 특히 지구 온난화는 생태계에 변화를 일으키고, 폭우, 폭염 등 각종 자연 재해를 초래해 인류를 위협하고 있다.

지구 온난화에 대한 의견은 여러 가지로 나뉜다. 지구 온난화 전문가인 수전 솔로몬이 이끄는 미국, 프랑스, 그리고 스위스의 공동 연구팀이 미국 『국립과학원회지』(*PNAS*)에 발표한 논문에서, 인류가 이산화탄소의 배출량을 지금 당장 산업화 시대 이전의 수준으로 감소시킨다 해도, 진행 중인 지구의 온난화를 원상태로 되돌리려면 최소 1,000년 이상이 소요될 것이라는 우울한 결론을 내렸다. 다시 말해 지구 온난화가 이미 '돌아올 수 없는 다리'를 건너고 있다고 단언한 것이다. 바다는 이산화탄소와 열을 흡수해 지구 온난화를 늦추는 데 기여한다. 그러나 이제는 바다가 이산화탄소를 흡수하는 속도가 너무 느려져서 이미 엄청나게 배출된 이산화탄소를 다 처리하지 못하게 되었다(그림 12-1).

한편, 인간이 온난화의 주범이라고 주장해온 영국의 이스트엥글리아 대학 부설 기후연구소의 필 존스 박사는 지난 15년 동안 온난화라고 할 만한 심각한 수준의 기온 상승이 일어나지 않았다고 밝혔다. 존스 박사는 온실가스 배출이 거의 없었던 1860~1880년 사이와 1910~1940년 사이에도 최근 30년과 같은 기온 상승이 있었다고 주장했다.

최근 유엔의 '정부 간 기후변화위원회(IPCC)'가 발표한 자료에 의하면,

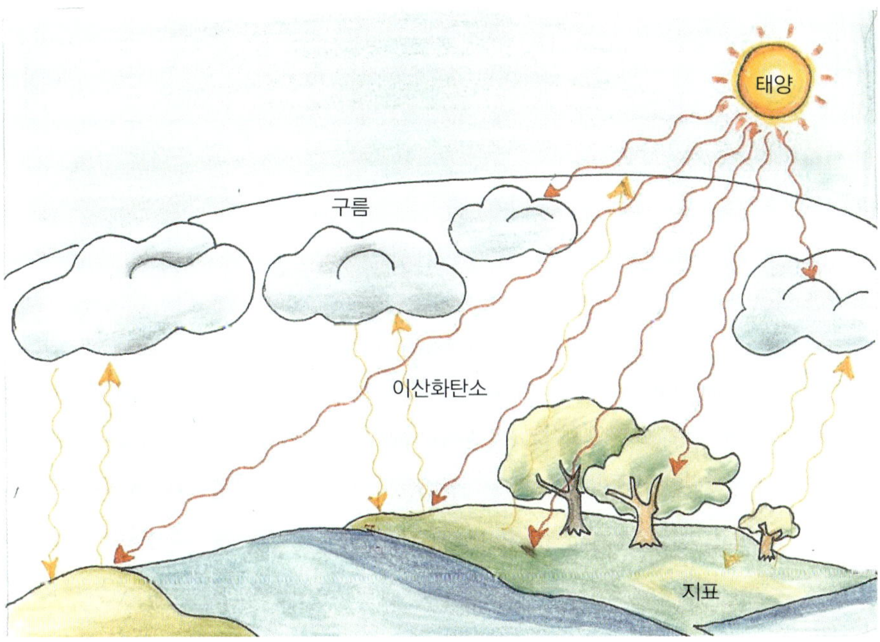

● 그림 12-1. 지표에서 발산되는 열을 차단하는 이산화탄소는 지구온난화의 주된 원인이다.

"2035년까지 히말라야의 빙하가 녹아 없어지게 될 것"이라는 예측에도 심각한 오류가 있었다. 10억 명 이상의 히말라야권 아시아인이 갈수기에 식수로 사용하는 물이 고갈된다는 우려가 기우였다는 것이다. IPCC는 미국의 엘 고어 부통령과 함께 기후 변화에 대한 경각심을 일깨워준 업적으로 2007년 노벨 평화상을 받기도 했다.

한편 일부 대기 과학자들은 해양은 이미 품고 있던 열까지 천천히 방출하는 특성이 있기 때문에 온난화가 가속화될 것이라고 주장한다. 만약 대기 중의 이산화탄소가 현재의 385ppm에서 600ppm으로 증가할 경우, 극지방의 빙하와 빙산이 급속히 녹아 해수면이 0.4~1.0m 상승하게 될 것이라고 예측하는 이도 있다. 또 대기 중의 이산화탄소가 1000ppm을 넘어서면, 해수면은 2m 높아져 많은 섬과 해안 지대가 물에 잠기게 될 것이라고 예상하는 학자들도 있다. 그러나 영국 BBC 방송은 지구가 가장 무더웠던 해는 1998년이었으며, 지난 11년간 지구의 온도가 거의 상승하지 않았다고 발표하면서, 지구 온도 상승의 주된 원인이 온실가스 때문이라는 연구 결과를 회의적으로 보도하기도 했다.

민간 기후 전망 기관인 '웨더액션'의 피어스 코빈 박사는 "지구에 가해지는 열은 98%가 태양에너지에서 오기 때문에 지구 온도의 변화는 전적으로 태양에서 받아들이는 열에 의해 좌우된다"는 견해를 발표했다. 반면, 기온의 상승이 고도 산업화와 화석연료를 사용한 최근 인간의 활동 때문이라고 보는 과학자들은 지난 20~40년간의 기온 상승이 태양의 열에 의한 것은 아니라고 반박하고 있다.

이렇게 지구 온난화에 대한 예측이 서로 엇갈리는 가운데, 오 년 이내에 평균 기온이 상승할 것이라는 주장을 하는 측과, 지구의 냉각화(글로벌 쿨

링)의 시기가 오고 있다는 기후 변화 회의론자들이 상반된 입장을 보이고 있다. 기후 변화나 환경 문제는 정확히 예측하기가 쉽지 않은 것이 사실이다. 복잡하고 수많은 요인을 모든 지역에서 최첨단의 장치로 측정해 분석하기가 쉽지 않기 때문이다. 과거에도 '공업화 때문에 나타난 산성비가 산림을 황폐화 시킬 것'이라는 예측이나, '환경 호르몬이 지구의 생명체를 멸종시킬 것'이라는 예측이 빗나간 경우가 있었다.

한편 일부 천문학자들은 지구가 태양을 공전하는 반경이 지금보다 확대되어 태양열을 받아들이는 정도가 크게 감소되면 다시 빙하기가 올 것이라는 의견을 내놓고 있다. 여러 주장이 오가는 가운데 급격히 증가된 인구와 자연의 훼손으로 인해 앞으로 예측 불가능한 시기를 맞게 될 것은 분명하다.

환경오염의 원인과 우리 생체에 끼치는 영향

자동차는 대단히 편리한 기기이긴 하지만 배기가스의 5%가 공해물질을 포함하고 있어 결국 타는 사람이나 타지 않은 사람 모두에게 큰 피해를 준다. 자동차가 배출하는 공해가스 중 1.2%는 탄산가스이며 나머지는 질소산화물, 황산화물, 미세 먼지, 그리고 기타 물질로 이루어진다. 자동차에서 배출되는 매연 속에는 발암물질이 10여 종이나 들어 있다고 알려졌다(표 12-1).

자동차의 매연 속에 들어 있는 탄소화합물 중 벤조피렌은 0.1mg을 흡입할 경우, 폐암, 간암, 위암, 피부암 등 각종 암을 유발하는 것으로 알려진 독성물질이다. 암 발생의 가장 분명한 원인으로 알려진 흡연이 폐암발

● 표 12-1. 공기오염의 원인과 영향

오염 배출원	오염물질	인체 또는 환경에 미치는 영향
자동차 매연	벤젠계열 7종, 벤조피렌, 이산화질소, 납, 포름알데히드, 일산화탄소, 이산화탄소, 질소산화물, 이산화황, 탄화수소, 황산화물, 중금속	암 유발, 온실 효과, 오존층 파괴, 생태계 파괴, 광화학 스모그 발생, 만성 호흡기질환, 생체발육 장애, 순환기 장애
화학공장	이산화황, 일산화탄소, 황산화물, 질소화합물, 탄화수소	산성비, 생태계 파괴, 광화학 스모그 발생, 만성 호흡기질환
황사, 쓰레기 소각	중금속	효소 기능의 파괴 (대사질환 유발)

병률을 10배 높이는 데 비해, 벤조피렌은 100배를 증가시키는 위험한 물질이다. 이들 오염물질은 공기에 극히 미량만 희석되어 있지만, 지속적으로 몸속에 축적되면 신체에 심각한 피해를 주게 된다.

환경 전문가들이 조사한 바에 따르면 벤조피렌은 휘발유 1L에 45㎍(백만분의 1g)이 들어 있으며, 디젤 엔진을 사용하는 트럭이나 버스는 휘발유차보다 10배나 더 많은 양을 방출한다. 특히 우리나라는 자동차의 평균 주행거리가 2~3배 정도인데다 교통체증도 심해 배기가스로 인한 대기오염이 심각한 편이다.

생물체는 자신의 생명을 보호하고 급격한 변화에 대처하기 위해 외부의 여러 물질 중 유전정보를 갖는 DNA나 모든 물질을 만들고 분해하는 효소 단백질처럼 분자량이 큰 물질은 세포 내 진입이 불가능하다. 한편 분자량이 크지 않고, 세포 속으로 쉽게 진입이 가능한 물질은 대부분 간에서 해독

하거나, 면역체계가 확인하고 분해한 다음 배출한다. 그러나 호르몬과 유사한 물질, 일명 환경호르몬이 혈액을 통해 우리 몸의 방어 체계를 뚫고 잠입하면 우리 몸속에서 기관들 간의 신호를 전달하는 과정에 관여해 성장이나 생식 등의 기능에 혼란을 주고 각종 부작용을 유발한다.

호르몬은 인간이나 동물의 체내에 있는 내분비기관에서 극소량 만들어지고, 주로 혈액을 통해 운송되어 다른 여러 기관의 상호 작동에 영향을 주는 신호전달 기능을 한다. 또 호르몬은 신체의 여러 기관을 특별한 원리로 조절해 생물체를 정밀하게 운영하는 비교적 간단한 구조의 유기물질이다.

사람의 호르몬 중에는 인슐린처럼 상당히 큰 분자량을 갖는 펩티드가 있고, 또 아미노산으로부터 유래된 상당히 작은 크기의 화합물 등 다양한 형태로 존재한다. 위에서 밝힌 바와 같이, 환경오염으로 인해 생겨난 환경호르몬처럼 크기가 작은 화합물질은 우리 몸속으로 쉽게 진입이 가능하고 세포 내부로 유입되면 몸속에서 자체 물질과 외부 물질을 확인하는 면역체계의 기능을 방해해 가짜 호르몬 행세를 하게 된다.

환경호르몬은 호르몬과 유사한 작용을 한다고 해서 '내분비 교란 화학물질'이라고 부르기도 한다. 환경호르몬은 생체 외부에서 체내로 유입된 내분비계 장애물질로, 사람의 생리작용을 교란하는 화학물질을 말한다. 환경호르몬은 인체의 호르몬의 절묘한 분비 타이밍을 교란시켜 생식이상이나 성장장애 등 여러 피해를 준다. 환경호르몬이 인체에 유해하다는 사실은 1966년 미국 메사추세츠 주의 한 의사가 10대 소녀에게서 질암을 발견해 처음 알려지게 되었다.

대표적인 환경호르몬인 다이옥신은 고엽제, 쓰레기 소각, 각종 염소화합물, 담배 연기, 자동차 매연 등에서 발견되는 물질이다. 염소를 사용해 펄프를 표백시키는 공정의 폐기물에서 검출되고, 표백된 종이나 화장지 등에도 들어 있다. 다이옥신은 갑상선호르몬을 과잉 분비시켜 구개열 같은 기형의 원인 물질로 작용하고, 체내에서 성호르몬에 큰 영향을 미치기도 한다. 상당수 살충제와 제초제의 성분이 환경호르몬으로 밝혀지기도 했다(표 12-2).

요즘 많은 사람이 겪고 있는 아토피성 피부염은 환경오염으로 인해 나타나는 질병이다. 아토피성 피부염은 접촉성 피부염이라 하여 피부를 자극하거나 알레르기 반응을 일으키는 화학물질에 노출되었을 때 나타난다. 알레르기를 일으키는 물질은 일상생활에 사용되는 비누나 세척제, 피부에 바르는 화장품이나 연고에서부터 공업용 용매나 천연물의 성분에 이르기까지 다양하다. 또 아토피는 알레르기를 일으키는 물질(항원)에 직접 접촉하지

표 12-2. 환경호르몬과 그 영향

오염원	오염물질	인체에 미치는 영향
화학공장	폴리염화비페닐(PCB), 폴리다중고리방향족탄화수소(PAH), 푸란, 페놀	면역 기능 장애, 성장장애
제초제, 살충제	아트라진, 아미톨, 헥사클로로벤젠, 트리뷰틸주석(TBT), 디클로로디페닐트리클로르에탄(DDT)	성장 저해, 백혈구나 림프구 감소, 만성중독
쓰레기 소각장	다이옥신(TCDD, 2,3,7,8 테트라클로르 다이벤조-P-다이옥신), 폴리염화비페닐(PCB)	갑상선호르몬 과잉 분비, 성호르몬에 영향, 여성 생식 기능 장애, 신진대사에 영향
기타 (플라스틱 식기, 통조림, 충치 예방약)	비스페놀 A(프탈레이트계 가소제)	남성 무정자증 유발, 에스트로겐과 유사 작용

● 표 12-3. 아토피성 피부염 발생 요인

원인 물질		인체에 미치는 영향
인공물	합판의 접착제, 도료의 유기용제, 공업용 용매, 비누, 세척제, 기타 자극성 화학물질	호흡기 질환, 두드러기, 피부질환 유발.
자연물	옻나무의 독, 담쟁이덩굴, 구리 등 금속류	피부질환 유발

않더라도 민감한 체질 때문에 나타날 수도 있다(표 12-3).

우리 몸속에서는 외부 물질이 잠입했을 때 그에 대항하는 면역체계가 면역글로불린 단백질을 만들어 외부 물질이 기능하지 못하도록 한다. 특히 알레르기 현상을 일으키는 면역글로불린 중에서 IgE라는 단백질은 우리가 외부 물질에 노출됐을 때 피부에 염증을 일으켜 경고성 메시지를 보낸다. 이것이 아토피성 피부염이 나타나는 원리인데, 어떤 사람은 선천적으로 특정 화학약품에 민감해 면역반응이 나타나기도 한다.

직업상 유기용매나 화학약품에 노출되기 쉬운 사람은 접촉성 피부염이나 심하면 폐와 기도의 질병을 얻을 수 있으므로 특별히 주의해야 한다. 아토피성 피부염이 발생하면 피부과 전문의와 곧바로 상의하는 것이 현명한 대처법이다. 약품이나 민간요법을 사용하게 되면 오히려 증상이 악화될 수도 있다.

우리가 만들어낸 수십만 가지의 화학물질이 공기 이외에도 토양, 지하수 등을 오염시키고 있다. 산업폐기물에 포함되어 있는 수많은 오염물질은 지하수나 토양을 통해 식수나 식품의 오염원이 되고, 결국에는 사람의 몸속으로 침투해 세포의 기능에 피해를 준다. 이들 화학물질이 우리의 신체에 들어오면 우리 세포 내에서 주요 기능을 수행하는 효소나 유전자에 영향을 준다.

중금속이나 유기물질은 효소단백질에 들어가 기능을 파괴함으로써 우리 신체의 여러 대사 작용을 방해하고 유전자의 정상적인 활동을 어렵게 한다. 이러한 오염원이 주는 피해는 곧바로 나타나지 않고 오랜 기간이 지나서야 치명적인 질병으로 나타난다. 따라서 국가 차원의 대책을 마련해 살기 좋은 환경 만들기에 전력을 다해야 한다.

환경오염을 개선하려는 노력

저자는 미국 샌프란시스코 근교의 팔로알토를 방문한 적이 있었다. 그곳에서 노벨상 수상자인 콘버그 박사를 만나 공기가 상당히 깨끗하다고 했더니 지난 20년간 철저한 관리를 통해 개선되었다고 하면서, 그 이전에는 환경오염이 대단히 심각한 수준이었다고 대답했다. 강력하고 지속적인 노력을 통해 환경오염은 점차 개선될 수 있을 것이다.

자동차의 배가가스로 인한 오염을 줄이는 가장 간단한 방법은 불필요한 자동차 운행을 줄이는 것이다. 정부가 강력한 정책으로 관리해 공기오염을 최소화할 수 있다. 교통 정책이 단순히 도심에서 차량 운행 속도를 높이는 데 목표를 두기보다, 자동차 배기가스를 줄여 환경오염을 해결하는 데 역점을 두어야 한다. 자동차는 평균 시속이 50km일 때, 연료 1kg당 매연 0.5g을 배출하지만 10km로 속도를 줄여 주행하면 4배나 더 많은 2g을 내뿜고, 질소산화물은 0.5g에서 1g로 증가한다. 우리가 사는 지역의 환경을 개선하려면 배기가스의 강력한 단속이 절실하며, 오염 물질이 적게 배출되는 자동차 엔진의 개발이 필요하다. 서울시는 버스의 연료를 디젤유 대신 가스로 대체하는 등 여러 노력을 기울이고 있다. 하지만 아직도 서울의 대기 수준이 열악한 상태이므로, 앞으로도 여러 개선책을 실시하는 등 더 적극적으로 노력해야 한다. 엄격한 환경 기준을 설정해 철저하게 관리하고, 전기를 사용하는 친환경 자동차 등, 친환경 기술을 개발하도록 장려하는 것이 정부가 해야 할 일이다. 자동차 연비의 효율화나 카풀제도 장려, 그리고 도심 운행 억제 정책을 시행할 필요가 있다.

저자는 지난 몇 년간 중국의 연변시를 자주 방문했는데, 그동안 주로 유연탄을 난방 연료로 사용해 많은 사람이 가스에 중독되고 심지어 다수의 사망자가 발생하자 시에서 일시에 일만 가구로 하여금 가스로 연료를 교체하도록 했다고 들었다. 연탄가스는 피해가 즉각적이어서 가시적으로 나타난 것이고, 자동차 매연은 훨씬 느린 속도로 피해를 주기 때문에 자칫 그 위험성을 간과하기 쉽다. 그러나 우리가 평생 들이마시는 공기의 오염을 소홀히 생각한다면 훗날 큰 피해를 보게 될 것이다.

환경호르몬을 줄이거나 그 피해를 줄이기 위해서는 환경호르몬이 첨가된 물건의 사용을 억제하는 것이 최우선이다. 농약을 사용하지 않은 채소를 먹거나, 비닐 또는 플라스틱으로 제조된 식기를 가능한 사용하지 말아야 한다. 특히 플라스틱 용기는 전자레인지에 사용하면 다량의 환경호르몬을 발생시킨다. 염소 표백제나 합성세제는 가능한 적게 사용하고, 금연하는 것도 환경호르몬을 줄이는 하나의 좋은 방법이다.

현재 우리가 먹는 채소나 과일에 사용하는 농약에는 20여 종의 환경호르몬이 함유되어 있다. 배추, 시금치, 콩나물, 고추, 딸기, 사과, 포도, 오이, 쑥갓, 양상추, 대파, 깻잎, 토마토, 완두콩 등 다양한 농작물의 재배에 이러한 농약이 사용된다고 한다. 농약의 사용은 보기 좋은 상품을 생산하기 위해 어느 정도 불가피한 일이다. 그렇다고 먹지 않을 수는 없으므로 농작물은 가능한 잘 씻어서 먹는 것을 권하고 싶다. 다량의 오염물질과 환경호르몬을 방출하는 쓰레기 소각장은 주민 거주지와 최대한 떨어진 곳에 건설하는 등, 역시 정부 차원에서 환경호르몬을 배출하는 모든 행위를 강력하게 규제해야 한다.

한편, 지구의 온난화를 막기 위해 온실가스인 이산화탄소를 포획하는 기술이 최근 각광을 받고 있다. 네덜란드 레이덴 대학의 바우만 박사는 구리 촉매를 사용해 이산화탄소를 옥살산으로 만드는 실험에 성공했다. 영국 옥스퍼드 대학의 더모트 오헤어 교수는 160℃에서 이산화탄소를 포집하는 물질을 개발했다고 밝혔다. 이 과정에서 이산화탄소는 연료로 쓸 수 있는 메탄으로 변형된다. 환경 개선을 위한 효소를 응용한 좋은 예로 오염된 기름을 먹어치우는 박테리아를 개발하고 있는데, 이 박테리아는 기름을 생체물질로 바꾸는 효소가 작용함으로써 환경을 개선할 수 있다.

최근 어느 과학자는 이산화탄소를 흡수하는 인공 나무를 설치해 탄산가스를 획기적으로 줄일 수 있다고 발표했다. 이산화탄소만을 선별해 흡착하는 나노 기술이 우리 학자들의 연구에 의해 개발된 것을 보면, 정책 입안자의 노력 여하에 따라 온난화의 주범인 이산화탄소 줄이기는 어느 정도 가능하리라 본다. 케네디 대통령의 정책이 미국을 생명공학 분야의 선두주자가 되게 했듯이, 환경오염을 줄이는 연구를 집중적으로 지원함으로써,

우리나라도 세계적으로 앞선 환경 산업 기술을 보유해 환경오염을 해결하는 동시에 많은 수익을 얻을 수 있을 것이다.

그동안 과학 기술이 성취한 면면을 살펴보면, 황당한 생각이나 꿈처럼 여겼던 장치나 기구들이 현실화되어 우리 생활을 윤택하고 편리하게 만들어 주었다. 기초과학자의 한 사람으로서, 저자는 과학 기술 분야의 학자들이 목표를 정하고 노력하면 인류를 환경오염의 위협으로부터 구해낼 수 있을 것이라 믿는다.